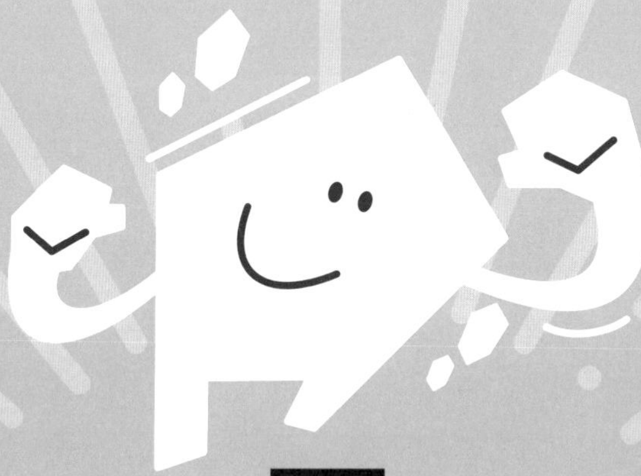

圖解版

有趣到睡不著

趣味免疫學

石原診所副院長

石原新菜 監修

Nina Ishihara

晨星出版

前言

我想，因為新冠肺炎，想要重新調整生活習慣的人應該不在少數吧。

養成提升免疫力的生活習慣，不僅能降低流感和新冠肺炎等傳染病的風險，就長遠看來，也有助於預防糖尿病、高血壓、癌症等生活習慣病。

所謂的「提升免疫力」，簡單來說就是「提升健康等級」。從以前就被視為有益健康的生活方式，以結果而言，其實有助於提升免疫力。但是，為了健康理應維持的生活方式，對很多現代人而言卻是心有餘而力不足。

新冠肺炎爆發後，受限於隔離、自主健康管理或在家工作，整天對著電腦螢幕久坐不動的時間變長了，卻依然維持每天吃三餐的習慣；或者覺得泡澡很麻煩，就隨便洗個戰鬥澡；到了三更半夜還在滑手機或上網，導致天天睡眠不足，或者容易陷入負面思考、習慣以速食打發一餐……真要舉例，簡直沒完沒了。

我希望各位務必要記住一點：「要將能夠提升健康等級的事培養成日常習慣。」例如：三餐不要吃到十分飽，維持八分飽即可、即使再累也一定泡澡、每天睡滿7小時、常保笑容和感恩的心、保持正面思考，以及提醒自己多攝取蔬菜和魚肉……只要稍微努力一點，我相信各位一定能養成良好的生活習慣。

還有另一項非常重要的關鍵，也就是我們的「腸道環境」。只要乳酸菌和比菲德氏菌等好菌增加，確實能提升免疫力。我建議各位最好養成每天喝味噌湯或優酪乳等發酵食品的習慣。

本書為各位介紹了許多能夠提高免疫力的訣竅，每一項都屬於「本來就應該這麼做」的事，執行上絕非難事。各位是否也願意將之導入生活，讓身體處於免疫力保持在高檔的健康狀態呢？

石原診所副院長　石原新菜

刊頭特輯

免疫力是什麼？

話說免疫究竟是什麼？

我們的周圍充斥著塵埃、病毒、細菌等各種異物。這些異物若入侵體內，輕則引起疾病，重則有可能喪命。**所謂的免疫系統，就是保護身體免於上述外敵侵害的防禦系統。具體而言，身體會透過皮膚和黏膜防止異物入侵體內；即使入侵了，白血球也會出動擊退異物。**還有感冒時會發燒，也是表示身體正在對抗病原體的免疫反應。總之，使維持生命不可或缺的免疫機能正常運作的要素就是免疫力。

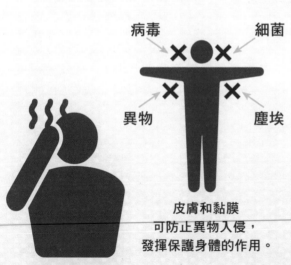

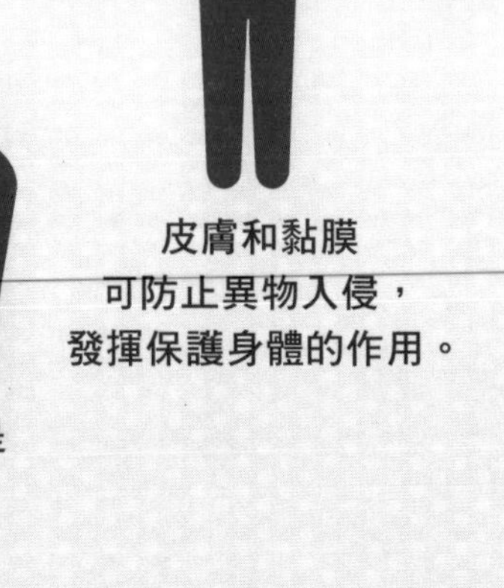

皮膚和黏膜
可防止異物入侵，
發揮保護身體的作用。

感冒時發燒也是
一種免疫反應。

免疫是兩段式的防禦系統

保護身體免於異物入侵的第一線屏障是皮膚和黏膜。皮膚是防止異物入侵的物理性屏障，而唾液和眼淚等黏膜則利用殺菌作用消滅異物。若第一線屏障被突破，**白血球就會吞噬病原體將之清除。**到此為止，是我們每個人與生俱來的**自然免疫**。而在自然免疫之後作動的機能稱為**後天性免疫（獲得性免疫）**。**如同上述，免疫系統由兩道防線組成。**

與生俱來的自然免疫

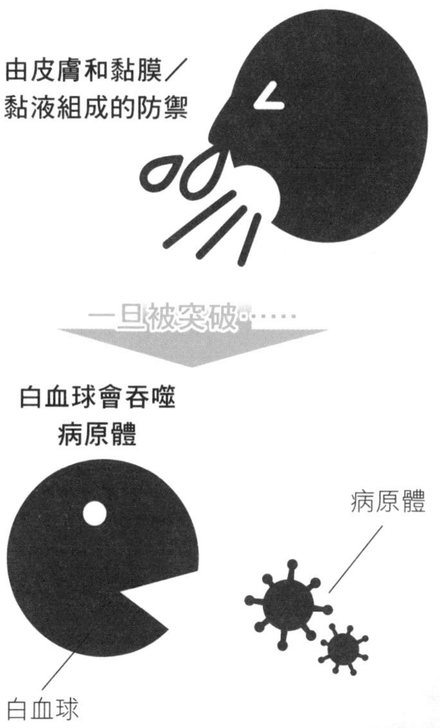
由皮膚和黏膜／
黏液組成的防禦
一旦被突破……
白血球會吞噬
病原體
病原體
白血球

後天獲得的後天性免疫

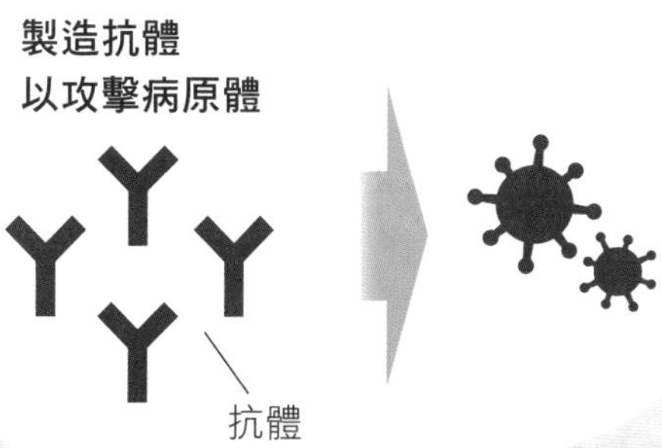
製造抗體
以攻擊病原體
抗體

白血球是免疫的重心

當皮膚和黏膜的屏障被突破，就輪到白血球發揮免疫機能。**若無法靠著白血球停止異物入侵，身體就會被疾病侵蝕，所以白血球相當於最後一道防線。**以免疫而言，白血球堪稱最核心的要角。

所謂的白血球如下圖所示，為血液中的成分之一。雖然通稱為白血球，其實可細分成許多種類，詳細內容如左頁所示。**大致可分為單核球、淋巴球、顆粒球三類。其中除了淋巴球之中的T細胞和B細胞與後天性免疫有關，其他都與自然免疫有關。**

順帶一提，驗血後若發現白血球的數值過低，表示上述的免疫細胞過少，與疾病對抗的力量不足，需要特別注意。

血液內部圖

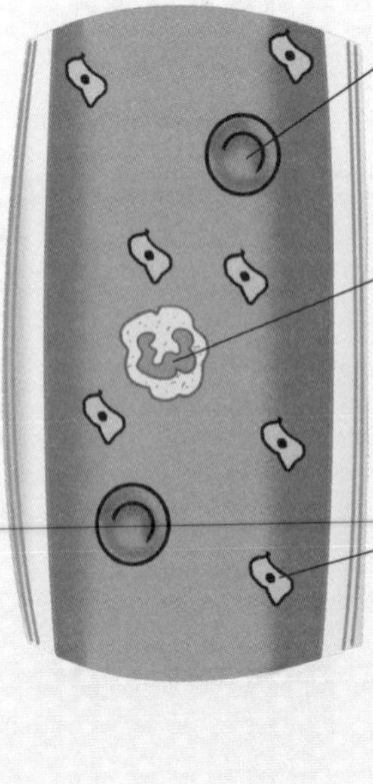
紅血球
占血液中的細胞成分的大部分，負責在體內運送氧氣。
白血球
吞噬或攻擊入侵體內的異物和細菌，負責免疫。
血小板
使傷口的血液凝固，具備止血作用，是一種很小的細胞。

白血球的種類與功能

單核球

白血球中最大的細胞群。分為巨噬細胞和樹突狀細胞。只要是異物，巨噬細胞統統來者不拒，因而得到「貪食細胞」的別名。樹突狀細胞吞噬異物時會記憶該異物的資訊，再傳送給其他細胞。

- 巨噬細胞
- 樹突狀細胞

淋巴球

和血液與淋巴管有關的細胞群。有負責與癌細胞戰鬥的NK細胞，以及屬於後天性免疫軍團，負責分析病原體性質並作動的T細胞和B細胞。讓人體不容易二度罹患特定疾病，便是拜後天性免疫所賜。

- NK細胞
- T細胞
- B細胞

巨噬細胞、樹突狀細胞、NK細胞 → 自然免疫軍團

T細胞、B細胞 → 後天性免疫軍團

顆粒球

具備殺菌作用的顆粒細胞群。包括嗜中性球、嗜酸性球、嗜鹼性球。嗜中性球和巨噬細胞是自然免疫的要角，負責吞噬細菌和黴菌。但是，吞噬異物後本身也會死亡，其細胞殘骸會化為膿。

- 嗜中性球
- 嗜酸性球
- 嗜鹼性球

嗜中性球、嗜酸性球、嗜鹼性球 → 自然免疫軍團

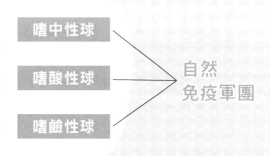

白血球會聯合起來，一起對抗病原體

白血球的種類很多，當有需要時，這些細胞會聯合起來一起對抗病原體。

第一步，**自然免疫軍團的巨噬細胞和嗜中性球會吞噬病原體，將之消滅。**如果光靠兩者還無法消滅異物時，它們就會向其他細胞尋求協助。巨噬細胞傳遞有病原體入侵的消息，再由樹突狀細胞傳達病原體的相關資訊。

接獲通報的**輔助T細胞會發出攻擊命令；B細胞負責製造適合對抗病原體的抗體；最後，由抗體和殺手T細胞攻擊病原體。**如果順利擊退病原體，抑制T細胞就會發出停止攻擊的信號，終止免疫反應。另外補充說明，T細胞可分為3種（下圖）。

另外，**只有自然殺手細胞（NK細胞）會獨自發揮作用，破壞感染細胞和癌細胞等。**

3種T細胞

輔助T細胞
向殺手T細胞和B細胞發出攻擊的指令。

殺手T細胞
直接攻擊病原體。

抑制T細胞
發出停止攻擊的信號。

單獨發揮功能的NK細胞

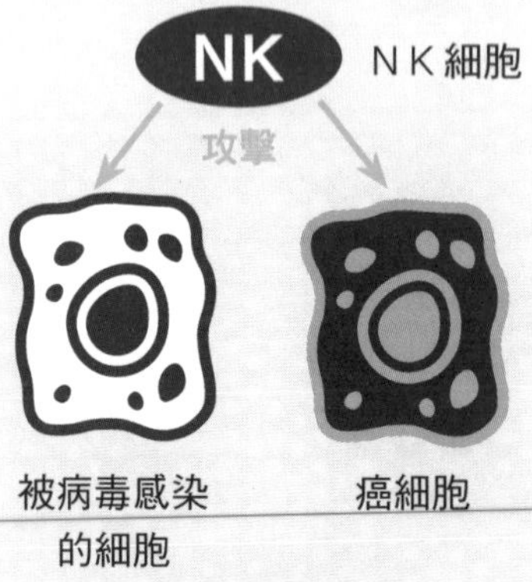

在沒有其他細胞指示和支援的情況下，獨自破壞這些細胞。

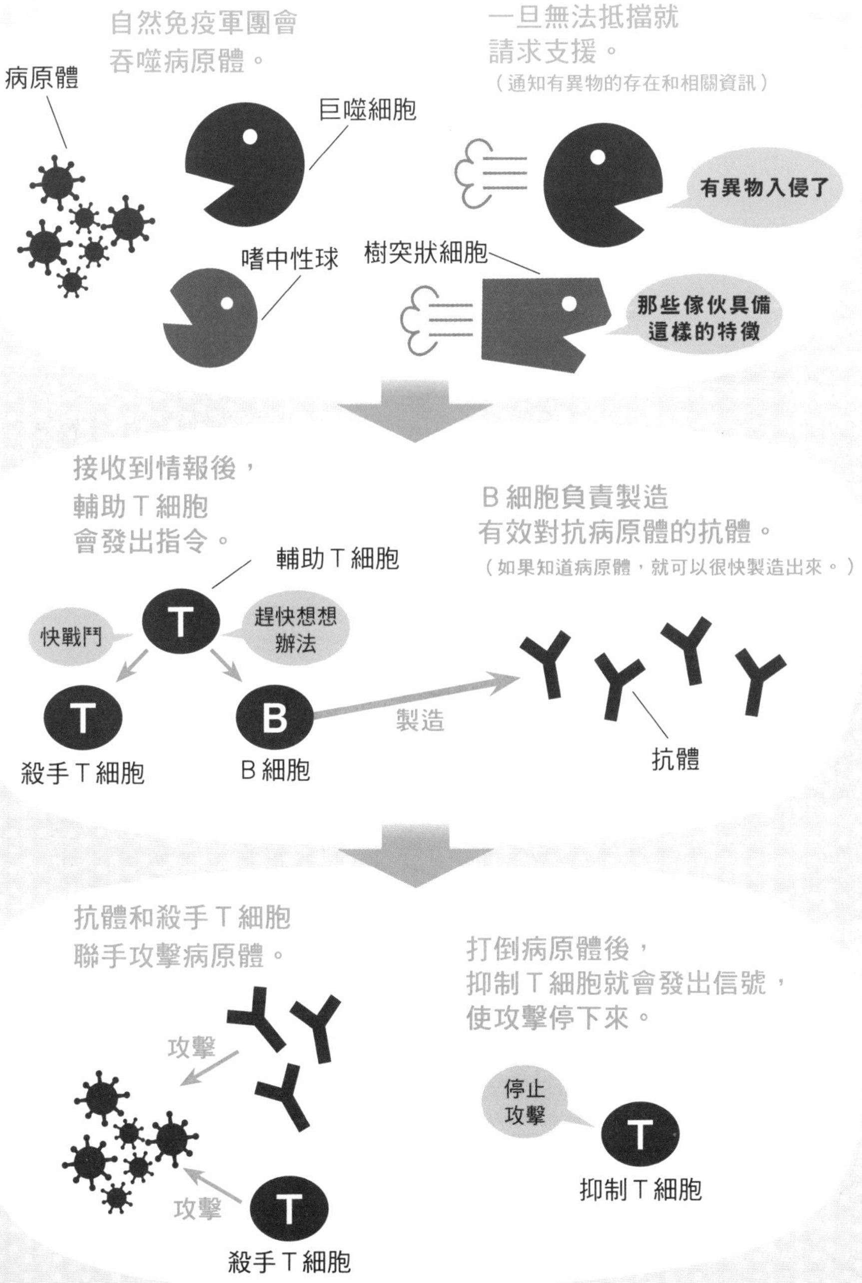
自然免疫軍團會
吞噬病原體。
病原體
巨噬細胞
嗜中性球
一旦無法抵擋就
請求支援。
（通知有異物的存在和相關資訊）
有異物入侵了
樹突狀細胞
那些傢伙具備
這樣的特徵
接收到情報後，
輔助 T 細胞
會發出指令。
輔助 T 細胞
快戰鬥
趕快想想
辦法
殺手 T 細胞
B 細胞
製造
B 細胞負責製造
有效對抗病原體的抗體。
（如果知道病原體，就可以很快製造出來。）
抗體
抗體和殺手 T 細胞
聯手攻擊病原體。
攻擊
攻擊
殺手 T 細胞
打倒病原體後，
抑制 T 細胞就會發出信號，
使攻擊停下來。
停止
攻擊
抑制 T 細胞

免疫力下降會發生什麼事？

免疫是保護身體的重要機制，但隨著年齡的增長、壓力增加、不當的生活習慣等，有可能會導致免疫力無法充分發揮作用。

免疫力下降意味著與病原體戰鬥的力量減弱，所以得到感冒等各種疾病的機率會提高，而且一旦罹病也較不容易痊癒。包括生活習慣病、阿茲海默症、胃潰瘍等，都是因免疫細胞無法及時發揮作用時，相對容易罹患的疾病。此外，如果皮膚的免疫力下降，皮膚就容易出狀況；若黏膜的殺菌力下降，就容易產生口角炎。

如同前述，**免疫力下降會造成各種負面影響。有鑑於此，從平常就努力提高免疫力很重要。**建議各位最好也重新檢視自己的飲食內容和生活習慣，以維持免疫力。

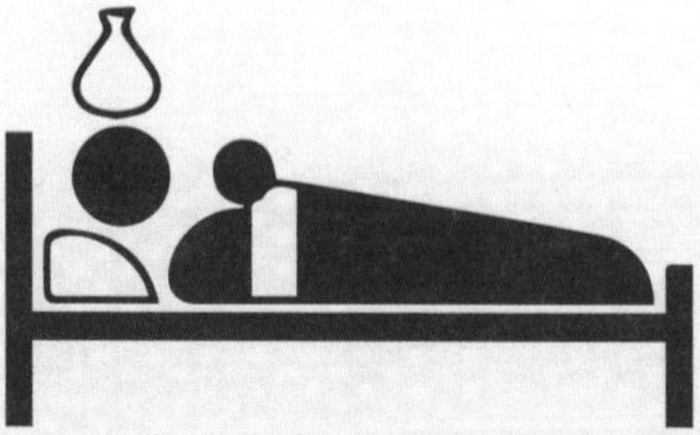

- 罹病的機率提高
- 疾病不容易痊癒
- 罹患傳染病時容易重症化

除此之外……

生活習慣病
阿茲海默症
（失智症）
胃潰瘍
癌症

也可能成為
上述疾病的原因

免疫力過剩也會帶來負面影響

免疫機能低落固然是個問題，但免疫系統過度發揮也不是好事。因為連自己正常的細胞都會受損。

舉例而言，**花粉症等過敏症狀，就是因製造過度的抗體所發生的現象；被蜂螫引起休克的過敏性休克，也是一種過敏反應。**

另外，免疫細胞在傳遞訊息時會分泌細胞激素，但如果分泌過度旺盛，會導致身體各處發炎，最惡劣的情況是血管阻塞，引起心肌梗塞和腦梗塞，這種現象被稱為細胞激素風暴。

有人認為上述免疫反應的起因是現代的環境過於衛生，但目前尚未找出特定的原因。

花粉症

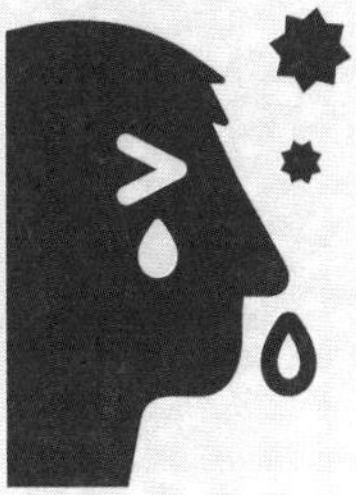

皮膚過敏

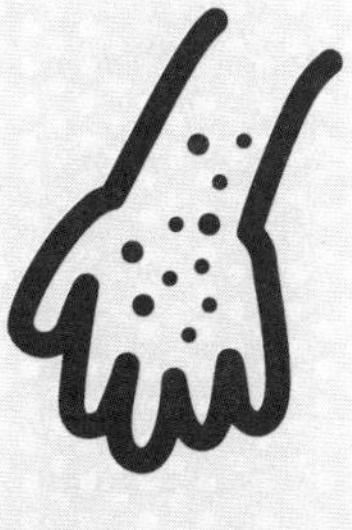

細胞激素風暴

因感染性疾病等導致細胞激素（※）分泌過剩而發生。

↓

身體各處發炎，血栓形成的機率提高。

↓

有時會引起心肌梗塞、腦梗塞、多重器官衰竭等。

※細胞激素……向其他細胞傳達訊息的物質。

第1章

在自己家裡就能立刻實踐！提升免疫力的5種最佳方法

第1章

在自己家裡就能立刻實踐！提升免疫力的5種最佳方法

之1

悠哉地打發時間

讓身體休息有助健康

不論是工作還是私生活，有些人總是秉持著「一定要把行事曆塞好塞滿」的態度。遇到行事曆一片空白，也不知道該做些什麼的時候，的確有可能讓人產生自己正在浪費時間的想法。不過，撇開工作不提，**就私生活而言，偶爾讓自己「浪費時間」反而很重要。**

當我們每天為了工作、家事、安排私生活而疲於奔命，即使心理上覺得很滿足，卻也無法確保身體獲得足夠的休息時間。於是，**日積月累下來，沉重的疲勞終於壓垮了免疫力。但是，如果勉強自己運動，情況只會雪上加霜。當交感神經過度活動，免疫細胞的功能也會跟著減退。**如此一來，即使是精心安排的行程表，對體力而言也只是「浪費」。

最重要的是適度地休息。請拋開「放假的時候無所事事就是浪費時間」的想法，如果是週休2日，請從中挑1天盡情讓自己無所事事吧！

此外，安排時間出遊或專注在感興趣的事物，讓身心獲得休息，對提升免疫力也能發揮正面效益。提醒各位一點，旅行時不要想著多跑幾個景點，最好能留點時間，讓自己對著眼前的風景放空，什麼也不想，更能達到放鬆的效果。

讓自己過得愈忙，免疫細胞的功能也降得愈低

・認為無所事事是不值得鼓勵的行為。

・即使是假日，也把行事曆排得密密麻麻。

・認為生活一定要過得「充實」最重要。

即使是假日也過得很忙碌的人，雖然心靈會覺得很充實，但是身體無法獲得休息，免疫力也跟著下降。

降低

提升

・懂得適度休息的重要性。

・刻意在行事曆留下一些空檔。

・利用休閒嗜好和旅行等活動讓心靈休息。

能夠適度地讓自己無所事事的人，身心都能夠放鬆，免疫力也因此得到提升。

第1章

在自己家裡就能立刻實踐！提升免疫力的5種最佳方法

之2

讓自己處於空腹狀態

沒有一定要吃足3餐的必要

我發現坊間不少有關介紹健康和瘦身資訊的書籍都會強調「3餐一定要正常吃」。雖然這樣的觀點不算有錯，但讓我介意的是，如果有人很執著於這一點，明明肚子不餓，卻還是只要時間一到就坐下來吃飯。實際上，這麼做對身體絕非好事。

第一，身為免疫細胞的白血球，活動力在飽足狀態下不夠活躍，無法徹底發揮作用。相反地，白血球的威力在空腹狀態下反而會增加。白血球的功能是吞噬入侵體內的異物，但如果處於血糖上升的飽足狀態，白血球的能力會降低至正常水準的一半，免疫力也隨之下降。

話說回來，各位平常吃早餐和午餐的時間大多是固定的吧？如果無法自由調整，建議各位調整分量，不要讓自己吃得太飽。與其遵守用餐時間，斟酌目前的身體狀況更為重要。

舉例而言，我們不妨看看自然界的動物。一般而言，動物只有在肚子餓的時候才會進食，遇到生病等身體出狀況的時候，更是會完全停止進食。原因是**空腹可提高自然治癒力，進而提升免疫力**。人和動物一樣，最好是只有肚子餓了才進食，至於其他時候，其實不需要勉強自己吃東西。

「明明肚子不餓，但是時間到了就吃」是不可取的習慣

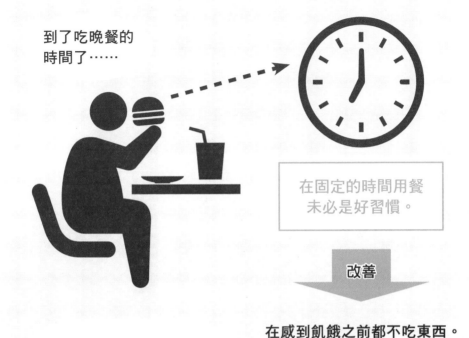

到了吃晚餐的
時間了……

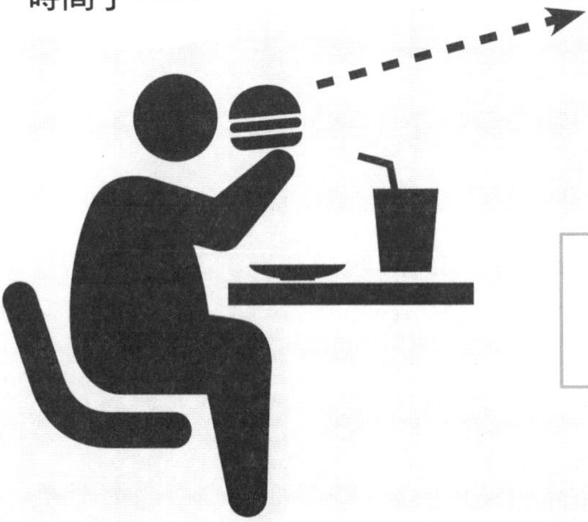

在固定的時間用餐
未必是好習慣。

改善

在感到飢餓之前都不吃東西。

動物生病的時候不進食

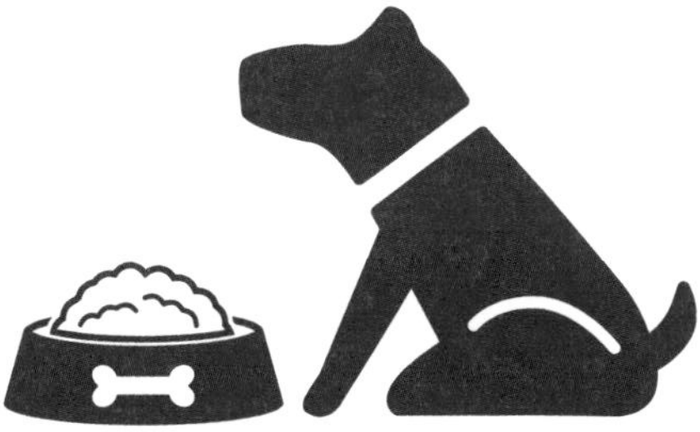

動物身體不舒服的時候，完全沒有進食的意願，原因是空腹會提高自然治癒力。

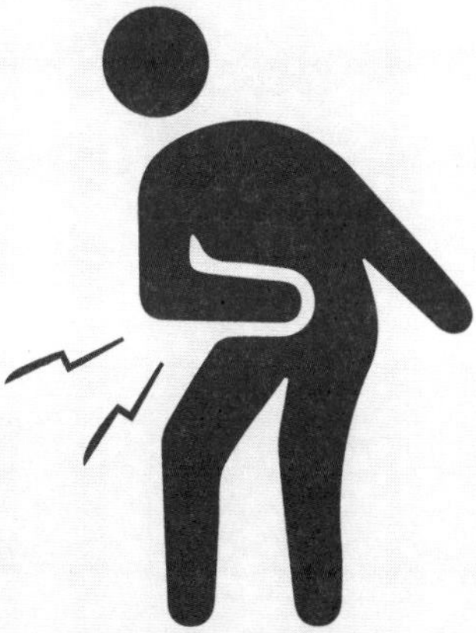

為了建立健康的飲食生活，謹守只有感到肚子餓的時候才吃東西的原則很重要。

之③ 以40℃的熱水泡澡10分鐘

依照情況選擇淋浴和泡澡，可得到更好的效果

為了提升免疫力，讓身體保持溫暖很重要。除了注意飲食內容和避免壓力過大，記得讓身體不要受寒也是關鍵。在各種讓身體保持暖和的方法中，最簡單的首推泡澡。把身體浸泡在熱水裡很久，而且只露出頭的做法乍看之下有益健康，殊不知如果搞錯溫度，卻會帶來反效果。**因為只露出頭，把身體浸泡在超過42℃的熱水，會對心臟和血管造成負擔。尤其是高血壓的人，血壓如果升得太厲害，可能會引起心肌梗塞等心血管疾病，不可不慎。**

有益健康的泡澡方式是配合自己的身體狀況調節水溫，有時用熱一點的水，有時用溫水。標準做法是把水溫調到約40℃，浸泡約10分鐘。即使是炎熱的夏天或工作忙碌的時候，請各位每天儘量抽出10分鐘泡個澡吧！

若要把泡澡當作每天的例行事項，不妨在早上淋浴時，把水溫調得稍高一些，讓身體藉由熱水的刺激自然甦醒。**晚上泡澡時則降低水溫，對舒壓的效果更好。**如果想泡得久一點，最好採用半身浴，讓身體緩慢加溫。遇到忙到抽不出時間的時候，只要讓位於身體末端、容易血液循環不良的部位，包括手指和腳尖泡熱水也是權宜之計。另外，可以進一步提高保暖效果的「薑汁浴」和「鹽浴」也很推薦。

依照自己的身體狀況調整泡澡時的水溫

① 只露出頭來，把整個身體浸泡在溫度高的熱水裡，會對心臟和血管造成負擔。

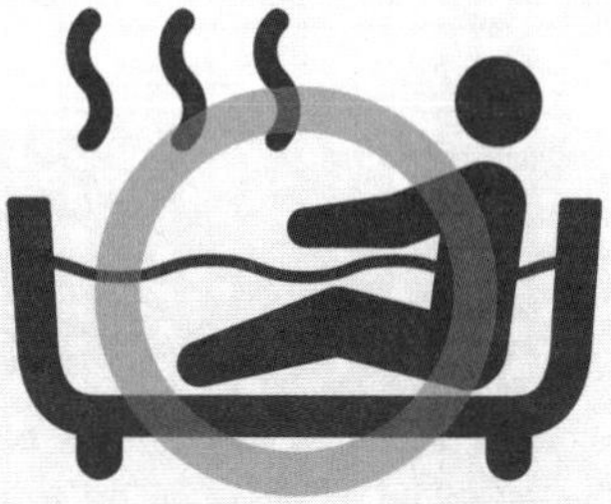

② 泡澡水設定在40℃，泡10分鐘即可；如果想泡得久一點，最好採用半身浴。

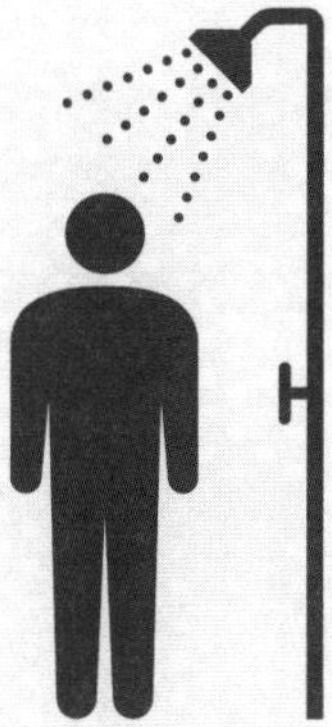

③ 依照時段調整水溫。早上用熱一點的水沖澡，晚上用溫水泡澡等。

可提高溫熱效果的「薑汁浴」「鹽浴」

・將100～300g磨好的薑泥倒入浴缸，讓身體慢慢發熱，最後再將身體沖洗乾淨。
・把500g天然鹽倒入浴缸，泡澡後無需再次清洗身體。

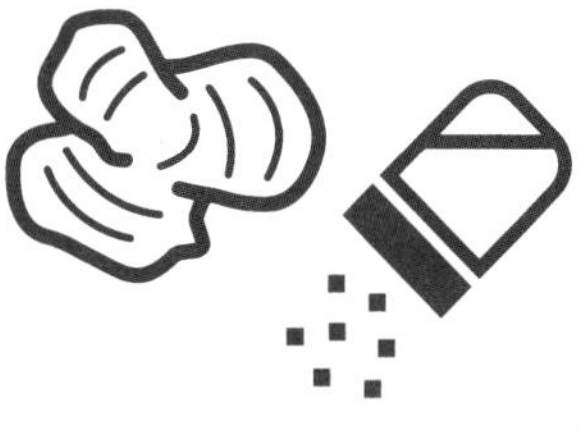

※薑泥和鹽有可能造成浴缸的損害，使用時請務必多加注意。

第1章
在自己家裡就能立刻實踐！提升免疫力的5種最佳方法

之4

睡滿7個小時

足夠的睡眠有助活化免疫細胞

每個人所需要的睡眠時間因人而異。有些人對睡眠不足的定義是每天睡不滿8小時，但有些人只要睡3～4個小時就夠了。不過，就免疫學的觀點而言，睡眠時間太少，身體就會出現問題。根據美國加州大學舊金山分校的研究，**睡眠時間不到6個小時的人，和睡滿7個小時的人相比，得到感冒的機率高出4.2倍。原因在於睡眠時間過短會造成自律神經失調，對免疫機能產生負面影響。**

保持規律的作息，固定在同一時間就寢、起床也很重要。要注意的是，如果陷入慢性睡眠不足的狀態，會對健康造成反效果。建議1天最少要睡滿4個半小時，如果可以，1天最好睡滿7個小時。此外，不鼓勵大家趁著假日補眠，因為**睡眠時間過長，也會造成自律神經失調，導致免疫力下降。**

另外要注意一點的是，最好儘量在晚上12點之前就寢。生長激素會在我們睡眠的時候修復受損的細胞，除了提高免疫力，也能發揮使肌膚和毛髮再生的作用。而晚上10點到凌晨2點，正是生長激素分泌的巔峰時段。

日常的作息固然重要，但也別忘了確保充足的睡眠時間

如果有充裕的時間，1 天最好睡滿 7 個小時

晚上 10 點到凌晨 2 點是生長激素分泌最旺盛的時段。如果在這段時間熟睡，受損的細胞就能夠得到修復，除了免疫力獲得提升，肌膚和毛髮也會再生。

睡眠時間過短的人容易感冒

陷入睡眠不足

↓

自律神經失調

↓

對免疫機能產生負面影響

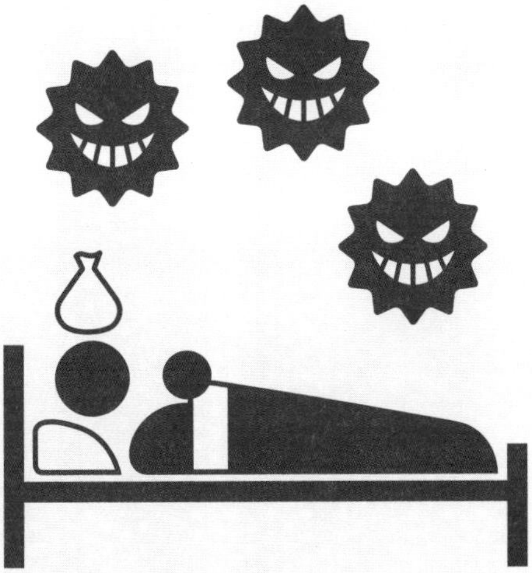

第1章
在自己家裡就能
立刻實踐！
提升免疫力的5種
最佳方法

之5

飲用薑汁紅茶

薑能促進血液循環，溫熱身體

我想不少人都聽過「薑汁有益健康」的說法。當然，這個說法並不是迷信。薑確實是一種有助免疫力提升的食材。**薑含有的辛辣味源自薑醇，此成分有促進末梢血管擴張、提升血液循環的功能。如此一來，在基礎代謝提升的情況下，體溫也跟著上升了。**

如同上述，薑是一種對健康很有助益的食材，若想發揮其最大的營養效力，建議各位飲用溫熱的薑汁紅茶。作法非常簡單，首先把溫熱的紅茶倒進杯子裡，使用茶包泡的紅茶也可以。再把1～2匙磨好的薑泥或薑汁加入紅茶，最後加點蜂蜜或黑糖調味，攪拌均勻就完成了。**如果嫌磨薑泥很麻煩，可以使用市售的薑泥條，只是效果會稍微打折扣就是了。**

喝下薑汁紅茶後，我相信各位應該能夠感覺到身體一下子就熱起來。雖然泡1壺備用，隨時想喝就喝也是不錯的做法，不過若想達到最好的效果，最佳飲用時機分別是早餐前後、午餐和晚餐之前、泡澡之前。總之，請各位記住這3個時段，並且在想要補充水分時，儘量以薑汁紅茶代替。

薑汁紅茶的作法與功用

① 把溫熱的紅茶倒入杯內。

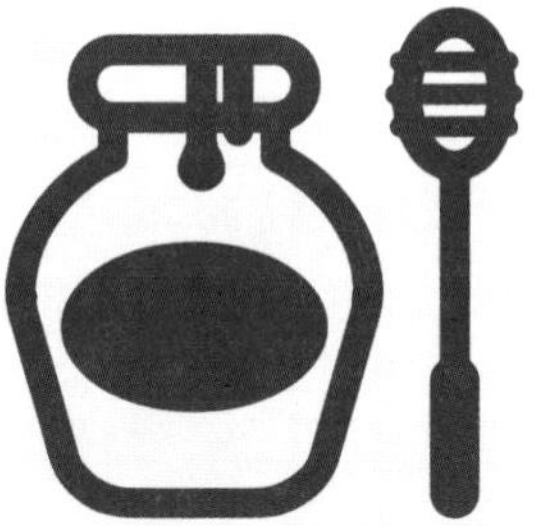

② 用磨泥器把薑磨成泥（約 1 ～ 2 小匙的分量）。

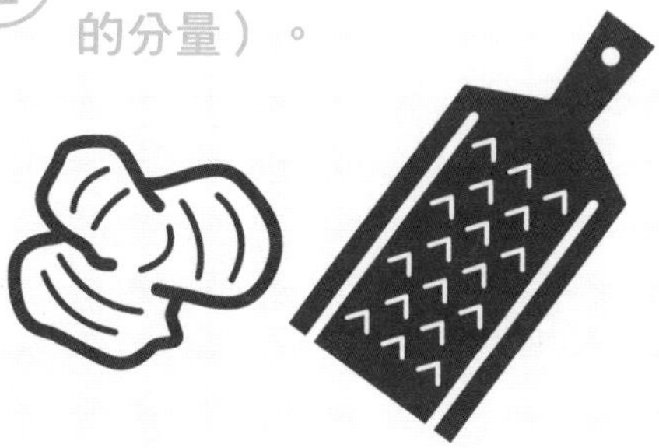

③ 把薑泥和黑糖或蜂蜜加入紅茶攪拌均勻。

薑汁紅茶的功用

預防感冒

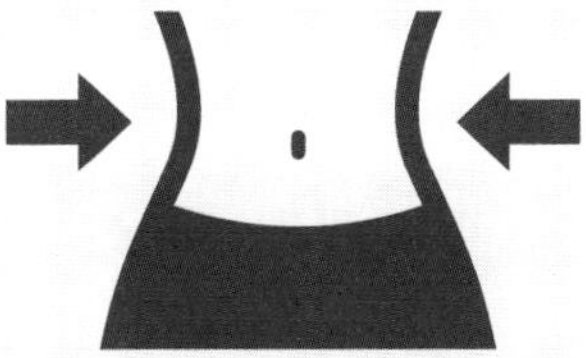

瘦身

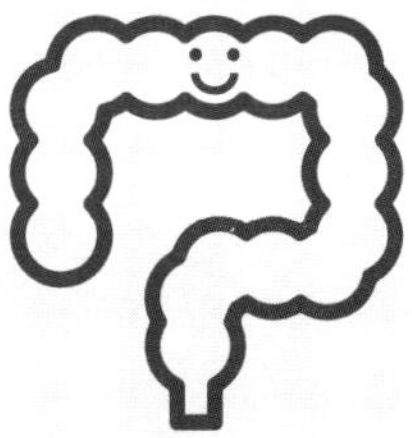

改善便祕

薑汁紅茶具備溫熱身體的作用和利尿作用。透過這兩項作用，包含水分在內，各種老舊廢物都能順利從人體排出，所以可發揮「排毒效果」。另外，也可以促進血液循環，所以也有改善肥胖、頭痛和預防便祕的效用。

第1章 在自己家裡就能立刻實踐！
提升免疫力的5種最佳方法

重點回顧

下班以後讓身體充分休息！
給自己一段無所事事的時間，
讓身心充電。

P.16～17

覺得肚子餓才吃！
傾聽身體的聲音，
建立健康的飲食生活。

P.18～19

以適當的水溫好好泡個澡！
有益身體健康
的泡澡方法。

P.20～21

睡眠不足和過度補眠都是大忌！
為了提升免疫力，
1天要睡滿7個小時以上。

P.22～23

製作方法簡單又對身體有益！
養成飲用薑汁紅茶的習慣，
促進身體健康。

P.24～25

第2章

提升免疫力的飲食方法

第2章
提升免疫力的飲食方法

身體受寒會導致免疫力下降

天氣愈熱的時候，更要注意體溫過度下降的問題

為了健康的生活，體溫是重要的關鍵因素。**人的體溫保持在36.5℃～37℃，身體活動效率最佳。具體而言，體溫每下降1℃，免疫力就會下降約30％，基礎代謝也會降低約12％，甚至連癌細胞也更容易繁殖，可說是百害無益。**為了維持適當的體溫，重新檢視飲食內容、找出壓力來源和讓身體受寒的原因尤為重要。

特別是夏天更不可掉以輕心。夏天是炎熱的季節，所以很容易忽略身體是否受寒。

首先，**因為天氣炎熱再加上容易水分不足，很多人喜歡在夏天喝冷飲。殊不知冷飲會導致身體受寒，連帶免疫力下降。**所以喜歡吃冰得透涼的食物或習慣在飲料加冰塊的人，更需要提醒自己。喝的時候，不要直接一口下肚，而是先含在口中稍微溫熱後再喝下去。另外，即使是水分本身也不可補充過量。**因為過量的水分在胃裡囤積，會將胃酸稀釋得太薄。胃酸有保護胃部不受細菌侵擾的作用，當胃酸無法發揮效用，也會使免疫力降低。**

另一方面，也必須當心冷氣吹太久或開太強，造成身體發冷的問題。如同前述，身體受寒會造成體溫下降，連帶降低免疫力。除了避免直接對著冷氣出風口吹風，溫度也不可調得太低，最好是調到讓身體稍微流汗的溫度。

對身體發冷造成的危險提高警覺

冷氣

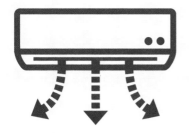

冷氣吹太久讓身體發冷；因為體溫下降，免疫力也跟著大打折扣。

薄的衣服

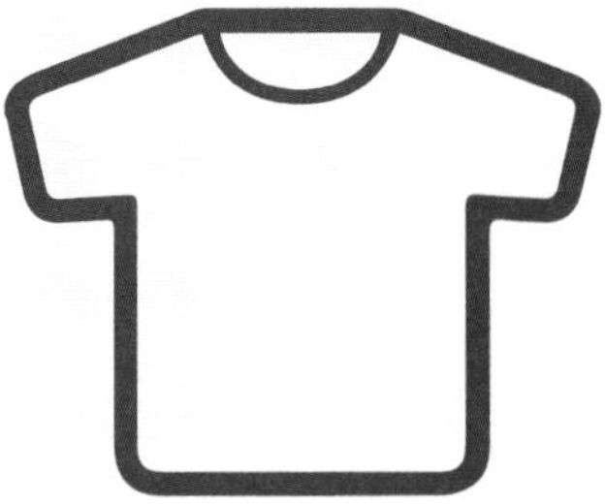

如果衣物過於單薄，又直接被冷氣的風吹到，身體就會發冷。

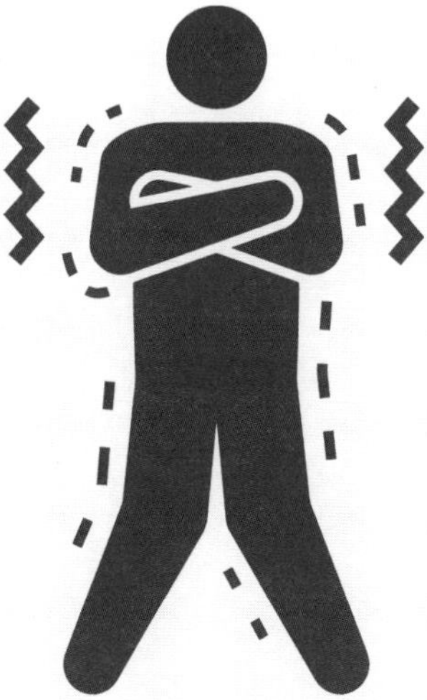

冷飲

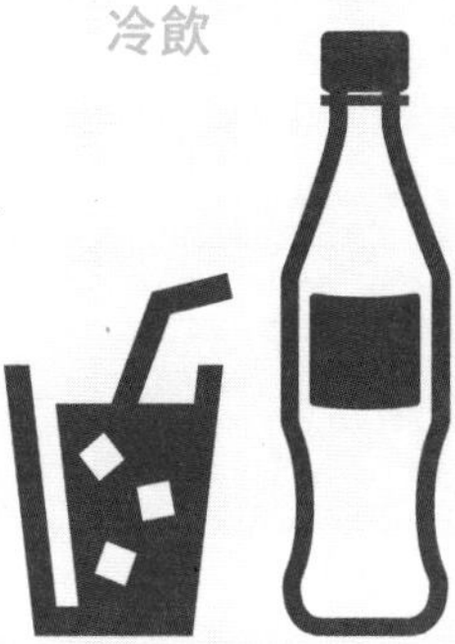

飲用冰冷的飲料也會使胃和小腸受寒，造成機能衰退。

攝取過多水分

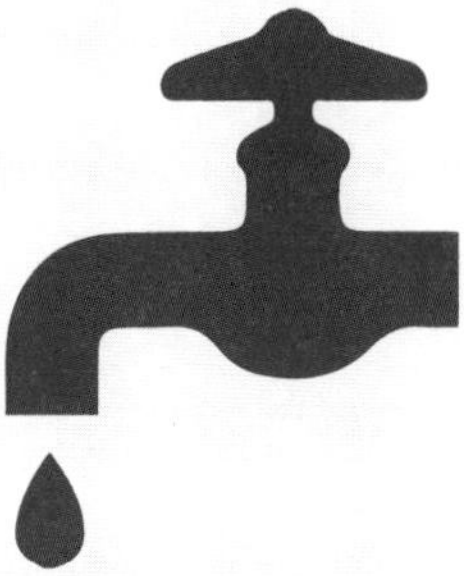

攝取過多水分會稀釋胃酸，導致免疫力下降。

長時間待在冷氣房等溫度低的室內環境，因為和外面的溫差過大，會導致自律神經失調。為了預防免疫力下降，請記得即使在室內，也不要穿得太單薄，還有喝飲料時不要加冰塊等。

第2章

提升免疫力的飲食方法

吃到十分飽反而會造成反效果

長壽的祕訣在於維持八分飽

長久以來，民間一直流傳著「飯吃八分飽，健康活到老」的說法。現在早已進入飽食的時代，大家可以「暢所欲吃」，所以很多人無法克制自己的食慾，總是要吃到肚子撐了才罷休。但是，**當人感覺到肚子塞得滿滿的時候，表示大腦的滿腹中樞已經感知到血糖上升，並且向身體告知「不要再吃了」。如果繼續吃，就會導致肥胖和自律神經失調。**

如果隨時處於吃飽的狀態，**造成血糖值升高，糖尿病等生活習慣病上身的風險也會隨之提高。一旦陷入這種情況，免疫機能將無法完全發揮作用，免疫力也隨之降低。**

為了健康長壽，請各位務必養成吃八分飽的習慣。早餐和午餐之間至少要間隔5個小時，而且晚上就寢的3個小時前要吃完晚餐，這也是提升免疫力的祕訣之一。

此外，飲食的選擇也有訣竅。與其選擇拉麵或超商便當，不如直接在店裡點一份套餐更為健康。飯量也是需要注意的重點之一，即使挑選再健康的配菜，卻**不小心吃了太多飯，還是會導致血糖急速上升，免疫力下降**。建議各位將套餐的飯量減半，以沙拉等蔬菜補充不足的分量。

「隨時處於飽足狀態」會使免疫力下降

兩餐之間要有一定的時間間隔

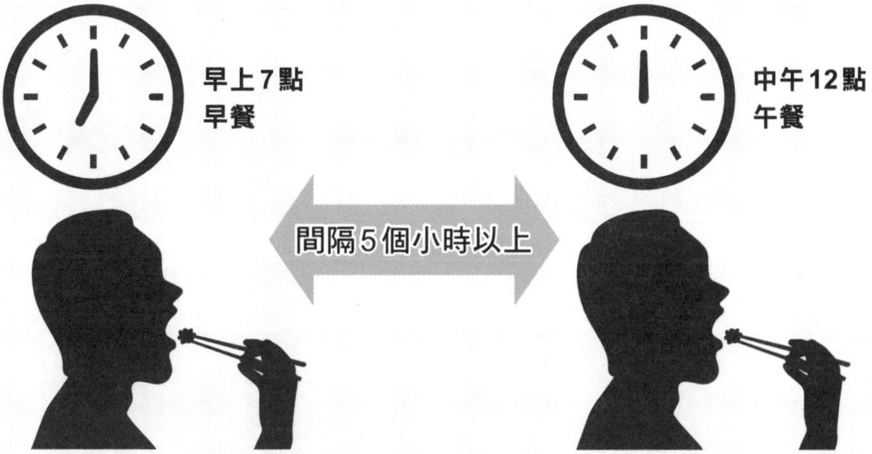

理想的飲食型態是在空腹的狀態下進食。為了把胃清空，最少需要5個小時。請各位將目前的早餐和午餐分量稍微減少，晚餐只吃八分飽。在就寢3小時前要吃完晚餐。

提醒自己吃到八分飽就好了

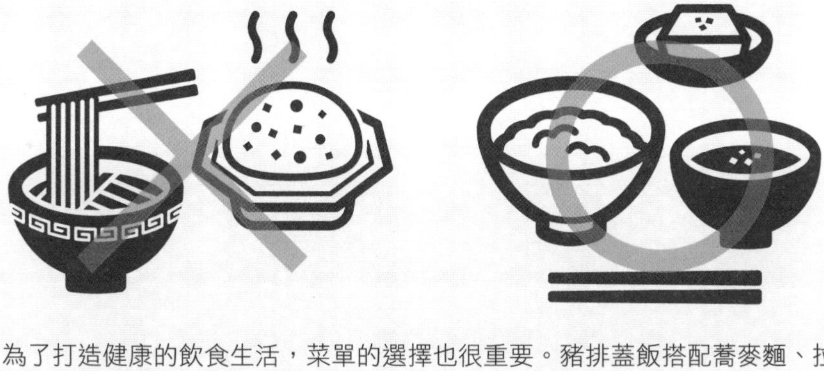

為了打造健康的飲食生活，菜單的選擇也很重要。豬排蓋飯搭配蕎麥麵、拉麵搭配小碗炒飯的基本款套餐，不但分量過多，醣類的攝取量也會超標。最理想的選擇是搭配蔬菜或涼拌豆腐的套餐。可以的話，最好將飯量減少。

第2章

提升免疫力的飲食方法

咀嚼愈久 愈能提升免疫力

狼吞虎嚥有百害而無一利

趕著出門上班或上學吃的早餐、必須在一定時間內解決的午餐等，造就了現代人總是匆忙用餐的習慣。但是，**就免疫力的觀點而言，狼吞虎嚥沒有任何優點。食物若沒有經過仔細咀嚼就吞下肚，不但會增加肥胖和罹患糖尿病的風險，也會造成免疫力下降。**

只要稍微多花點時間慢慢吃，除了活化腸胃的功能，還能刺激副交感神經，提高免疫力。另外，細嚼慢嚥也有助刺激滿腹中樞，讓大腦適時做出吃飽的判斷，預防飲食過量。

不僅如此，咀嚼時分泌的唾液，其中含有的過氧化物酶，具備抑制致癌物質的效果，本身更是一種抗氧化物質，所以能發揮提升免疫力、延緩老化等各種正面效果。

細嚼慢嚥的好處不僅如此。另外還可促進食物的消化吸收，以及預防蛀牙和牙周病；此外還能增加臉部肌肉的活動量，帶動血液循環，促進腦部活化，達到預防失智的目的。為了永保健康，請各位隨時提醒自己要細嚼慢嚥。

細嚼慢嚥有助提升免疫力

只要細嚼慢嚥

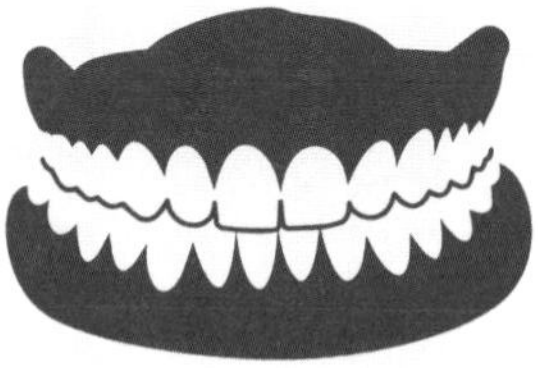

・促進食物的消化吸收

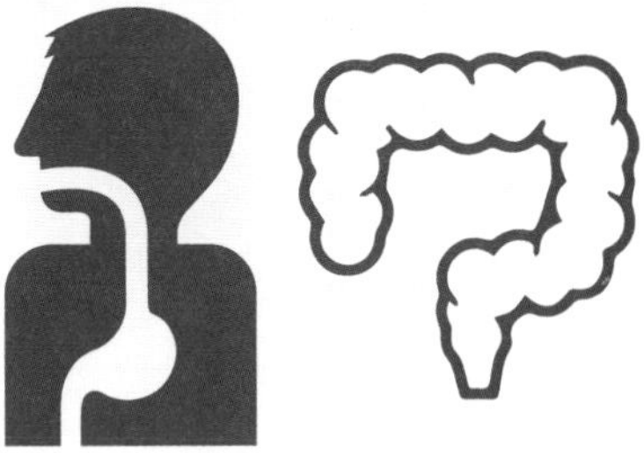

・預防蛀牙和牙周病

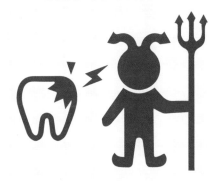

・刺激腦部使其活化

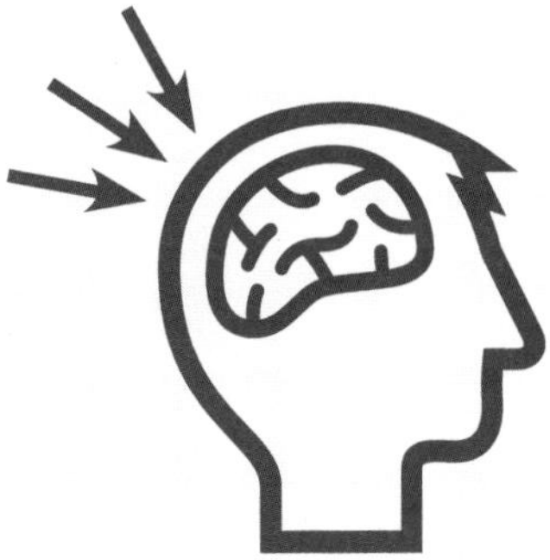

・促進唾液分泌，唾液中含有的成分可抑制癌細胞。
・慢慢吃可以消除壓力。
・預防肥胖。
・鍛鍊下顎的力量。

透過上述優點，達到提升免疫力的效果！

第2章
提升免疫力的飲食方法

腸內細菌＝免疫力的真相

人體7成的免疫力由腸子製造

在人體的所有器官中，與免疫力關係最深的是腸子。事實上，**體內的免疫細胞，有70%存在於腸子的黏膜，支撐著全身的免疫機能。而負責活化免疫細胞的，就是腸內細菌。**

腸內細菌分為以下幾種：最具代表性的乳酸菌，也就是有促進腸內消化、吸收功能的益菌；讓腸子功能變得遲緩的壞菌；視益菌和壞菌哪邊勢力較強，就往哪邊靠攏的中性菌。一般而言，益菌、壞菌、中性菌的比例大約是2：1：7，據說這也是讓腸內維持均衡狀態的最佳比例。

為了讓腸內環境保持在理想狀態，飲食所扮演的角色最為關鍵。**請各位積極攝取牛蒡和海藻類所含的膳食纖維、米糠醬菜和優格等發酵食品。納豆也是發酵食品之一，所含的膳食纖維和乳酸菌都很豐富，是提升免疫力的強力幫手。**

納豆含有納豆激酶，有助血壓下降和淨化血液，對免疫力的提升極有幫助。納豆激酶的活性並不是吃下就能立刻見效，而是攝取後約4個小時之後才開始出現，其效用可維持10～12個小時。在夜間，人體血液會因水分攝取不足而變得黏稠，為了使納豆激酶發揮效果，納豆的最佳食用時間是晚餐時段，而非早餐。

腸內細菌為何重要

維持腸道的菌叢平衡很重要

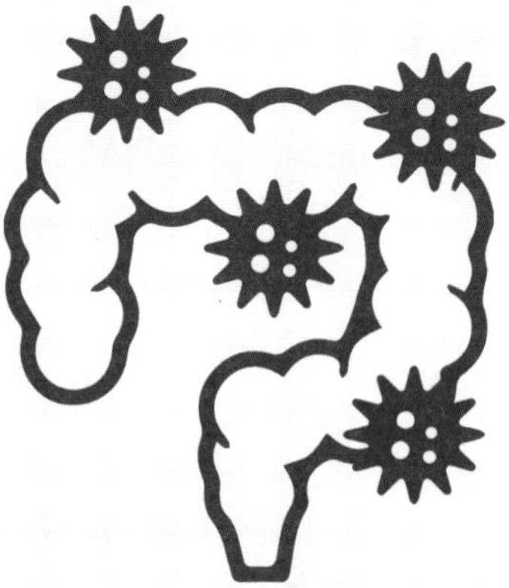

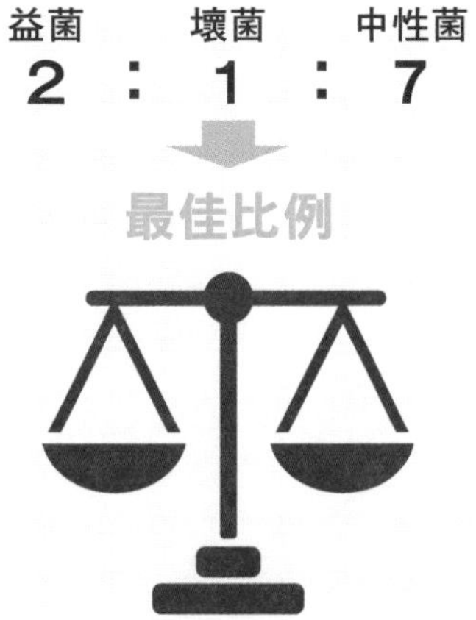

腸內菌叢失衡的原因

- 膳食纖維攝取不足的飲食習慣。
- 暴飲暴食。
- 用餐時間不規律、營養不均衡。
- 持續高壓生活。
- 睡眠不足、缺乏運動。

為了改善腸內菌叢

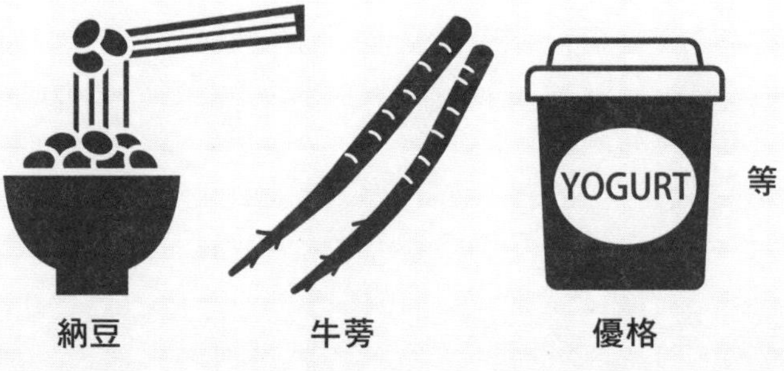

記得每天攝取「有益腸道健康的優良食品」！

薑是提升免疫力的最強幫手

薑烤過之後，藥效成分可增加10倍

薑含有多種有益身體健康的成分。不論古今中外都是應用極為廣泛的藥材。事實上，有7成以上的漢方藥品中使用了薑。

薑的吃法相當多樣，為了提升效果，各位在使用上有幾點必須特別注意。第一，**薑不要削皮，請連皮一起吃。薑醇是薑的有效成分，而薑皮薑醇含量特別高，如果削掉不吃就太可惜了。**其次是烹調的溫度不要超過100℃。因為薑油的功效超過100℃就會失效，以低溫調理很重要。還有薑泥必須現磨現吃，磨好後不可放置超過3分鐘。因為**薑的有效成分接觸到空氣超過3分鐘，有可能會打折扣。如果當作佐料使用，最好是要吃之前才磨。**

即使是生食，薑也能發揮充分的效用，且加熱再曬乾後的薑，薑油含量會增加10倍左右，更能發揮溫熱身體的效果。在此為各位推薦在家也能方便進行的烤薑片，作法很簡單，是**將薑塊切成薄片，放入烤箱加熱，再拿去晾乾就完成了。不論搭配食物或放入飲料都很適合，請各位務必試試看。**

薑含有的有效成分

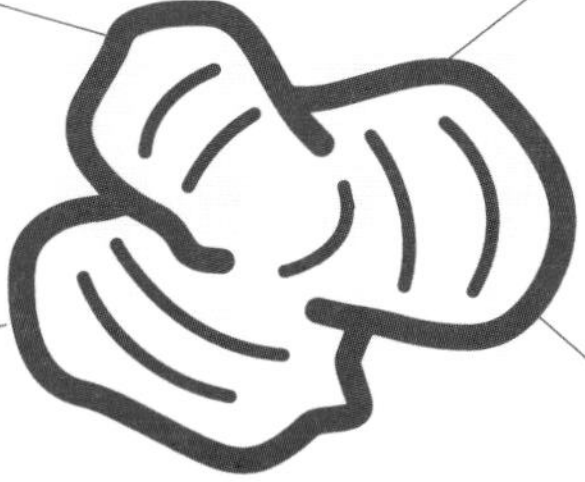

薑油

薑的辣味成分，可促進血液循環，具備溫熱身體的效果，可發揮高度的殺菌作用。

薑醇

辣味成分，具備促進血液循環與肝臟機能、抗氧化、發汗、保溫等作用。

桉葉油醇

屬於香味成分，具備改善便祕、利尿、解毒、消除疲勞等作用。

薑酮

薑的辣味成分，具備燃燒脂肪、提升基礎代謝、促進血液循環等作用。

效用可進一步得到提升的烤薑片作法

① 把薑塊連皮切成厚度約1mm的薄片。

② 把切好的薑片排好，放入烤箱內以80℃加熱1小時。

③ 取出後放在外面晾曬1天。

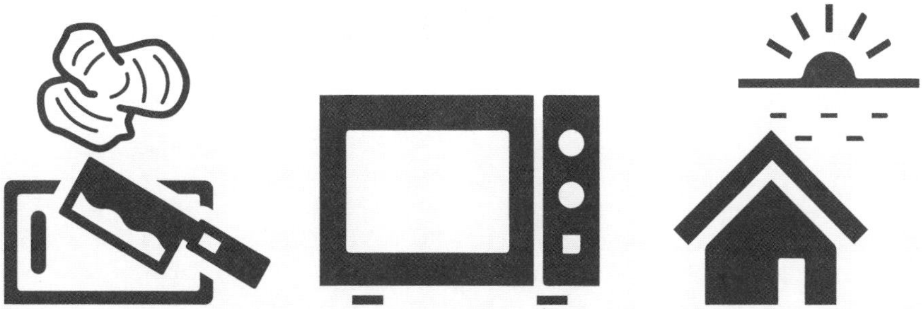

完成的薑片可以切碎或放入調理機打碎，再添加於料理和飲品當中。

戰勝病原菌的「植化素」

所謂的植化素，就是來自植物的化學成分

所謂的植化素，簡單來說就是植物中的天然機能性成分。主要集中在蔬菜和水果的外皮與渣沫。植化素被認為是無法自體移動的植物，為了自保而產生的物質。透過近年的研究得知，其種類超過1萬種，並普遍含於我們日常食用的蔬果。

最具代表性的成分包括巧克力和綠茶含有的「**多酚**」。多酚具備強大的抗氧化力，可消除眼部疲勞，也有預防生活習慣病的效果。

第2種是「**硫化合物**」，主要可見於大蒜、芥末，除了可以促進血液循環，也有淨化血液、預防動脈硬化的效果；第3種是香菇和海藻類所蘊含的「**多醣體**」，其特徵是具備強大的抗氧化力，同樣有預防生活習慣病的效果；第4種是含於紅蘿蔔和菠菜的「**胡蘿蔔素**」，它除了能刺激免疫細胞，也有提升免疫力的作用。

食用上述食物時，請各位務必注意以下幾點。**蔬果要連皮吃，而且調理時也不要將浮沫撈掉。舉例來說，牛蒡如果先泡水去除澀味，其有效成分也會隨之流失。**保留澀味的話，雖然比較不好入口，但為了充分攝取有效成分，各位不妨在飲食上多講究一些，以確保能攝取完整的精華。

代表性的植化素

多酚

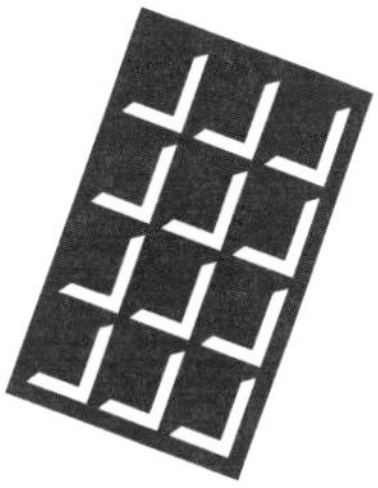

巧克力中
含有的
可可多酚

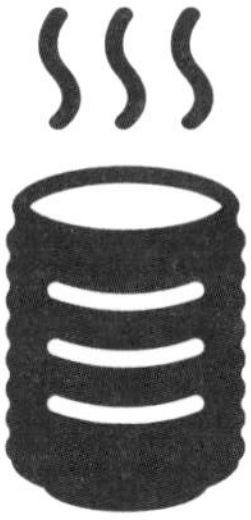

茶中含有的
兒茶素

硫化合物

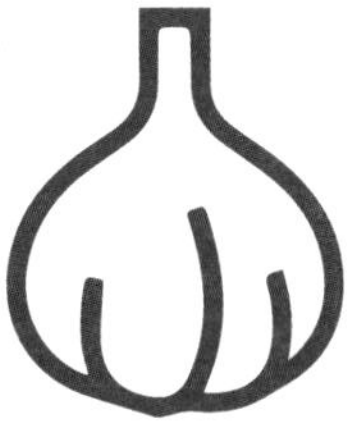

大蒜裡含有的
蒜素

青花菜裡
含有的
蘿蔔硫素

多醣體

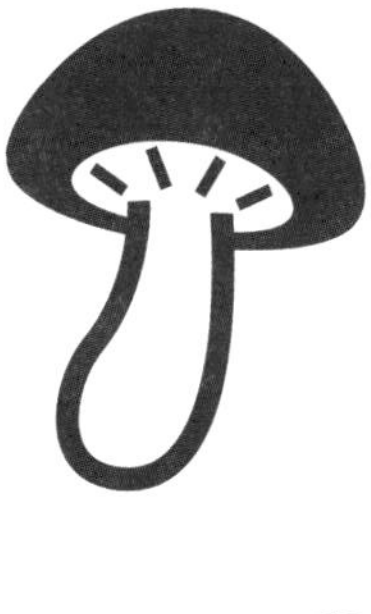

含於香菇的
β 葡聚醣

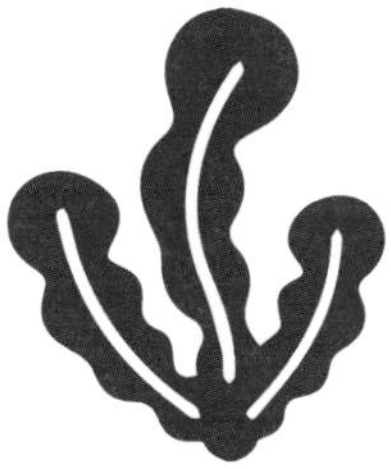

海藻富含的
褐藻醣膠

胡蘿蔔素

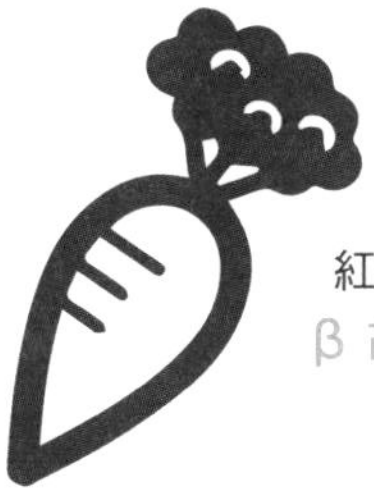

紅蘿蔔裡的
β 胡蘿蔔素

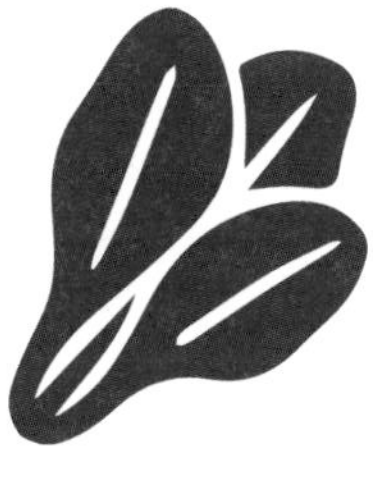

含於菠菜的
芸香苷

可預防癌症的「計畫性飲食金字塔」

多攝取有防癌效果的食材

癌症是目前日本人的死因之首。據說在日本，每2個人中就有1個人罹患某種癌症。預防癌症，應該可說是大家共同的課題吧。美國比日本更早面臨癌症死亡率上升的問題，因此率先進行相關的研究。**有各種調查報告顯示，「以蔬果為主的飲食型態，似乎可達到預防癌症的效果」**。

美國國家癌症研究所在1990年以上述的研究為前提，篩選出具備防癌效果的食材，發布了「計畫性飲食金字塔」（Designer Food Pyramid）。**愈靠近頂端的食材，表示其防癌效果也愈高。最頂層的食物包括大蒜等，大蒜具備強大的抗氧化力，可發揮去除活性氧的功能，是值得多加攝取的蔬菜。**

被列為頂層的食材，不僅具備防癌效果，提升免疫力以及預防生活習慣病的效果也備受期待。

這項研究成果發表後，美國開始推廣所謂的「5 A DAY運動」，也就是「1天要吃5盤以上的蔬菜和200g的水果」。據說拜此項推廣運動所賜，美國人的蔬菜攝取量增加了，癌症死亡率也降低了。

計畫性飲食金字塔

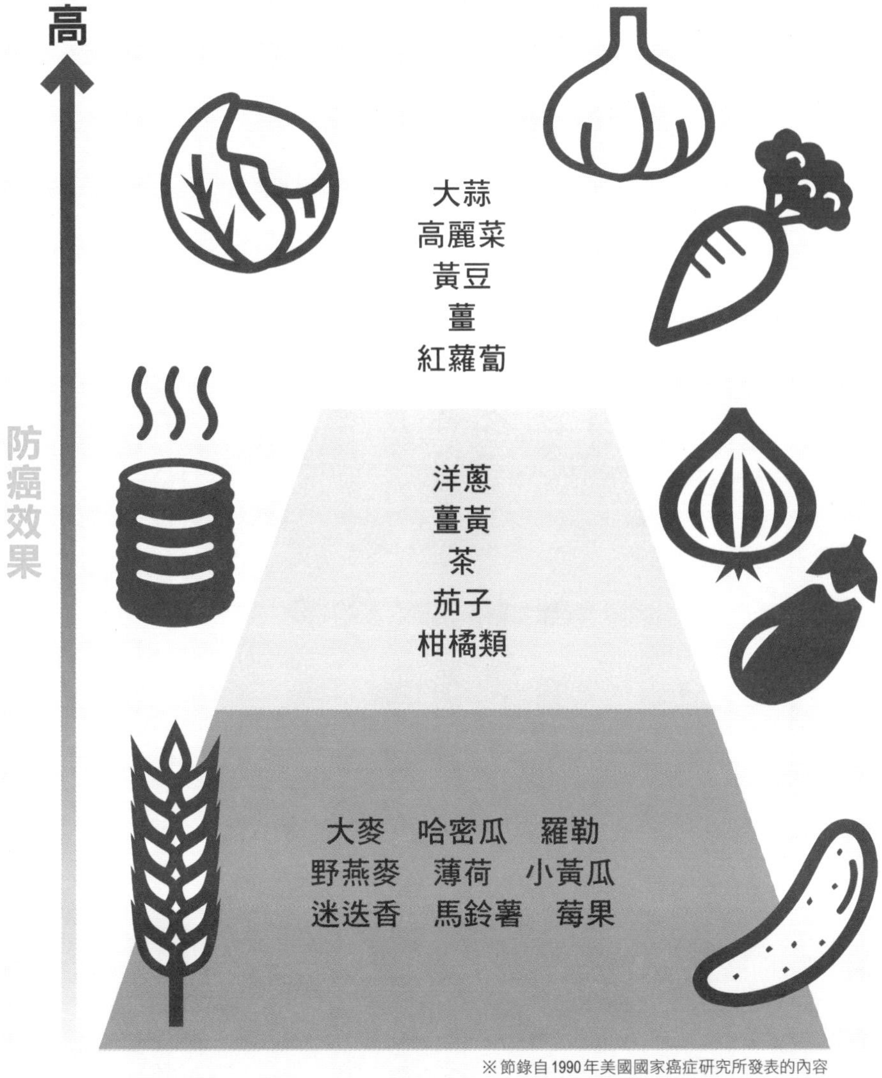

※節錄自1990年美國國家癌症研究所發表的內容

這裡列舉的食材並不難取得，都是只要走一趟超市或市場就買得到的蔬果。尤其是頂層的大蒜、高麗菜、薑，調理方式相當多元，只要烹調時多花點心思，常吃也不會膩。

「辣味」「酸味」「苦味」也要吃

透過「反射性討厭的食物」提升免疫力

辣味、酸味、苦味強烈的食物，通常被視為「刺激性強」的東西。刺激過於強烈的話，當然無法入口，但適當的刺激卻能夠替味覺畫龍點睛。好比每個人喜歡的口味各不相同，但有時候卻沒來由的覺得「今天好想來點辣死人的食物」，我想上述的經驗各位都不陌生吧。

想吃刺激性食物的衝動，或許來自身體疾呼「我想要排空」的訴求。原因很簡單，因為**刺激性食物對身體而言，具備良好的排毒效果。**

刺激物一旦進入身體，體內就會產生「有討厭的東西進來了」的認知，企圖將之排除。例如吃酸的食物會增加唾液的分泌量，而吃辣的食物會使身體發熱，其實都是基於身體「對討厭的東西引起的反射作用」。**「對討厭的東西引起的反射作用」一旦產生，副交感神經就會變得活躍，讓身體放鬆。接著體溫也開始增加，免疫力也隨之提升。**

除了上述效果，苦味食物則能解熱，發揮預防中暑的效果；而酸味食物則有助消除疲勞和增進食慾。另外，辛辣的食物還可發揮從身體內部逐漸加溫的效果，所以對改善虛寒體質也有幫助。**不過，如果吃太多具刺激性的食物，會對腸胃造成負擔，請酌量攝取。**

刺激性食物對身體具備排毒效果

① 適度食用「辣味」「酸味」「苦味」等刺激性食物。

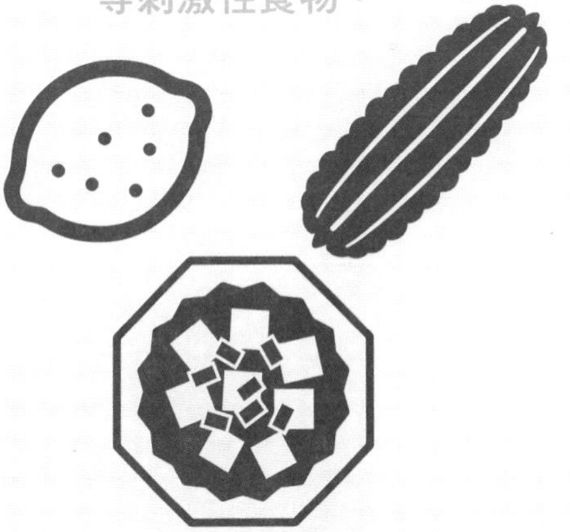

② 因為想要將之迅速排出體外，腸胃的功能也變得活躍。

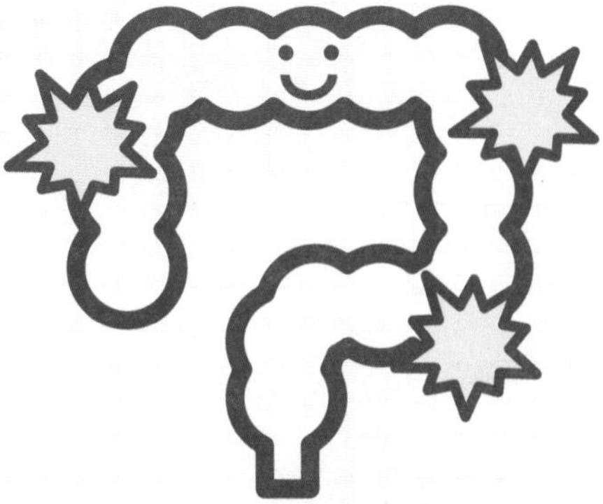

③ 副交感神經變得活躍，舒緩身體的緊張。

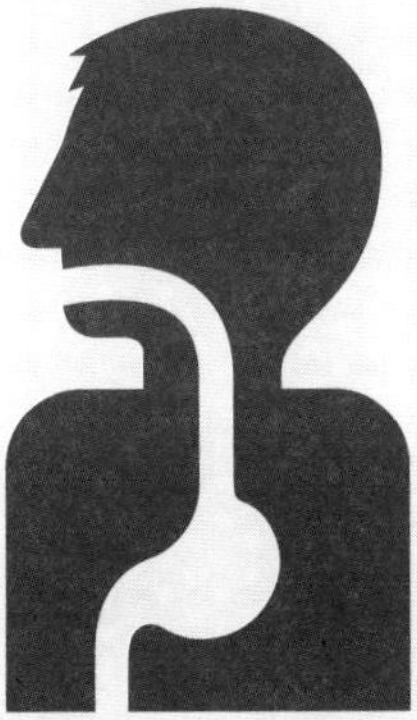

④ 身體得到放鬆，連帶使免疫力獲得提升。

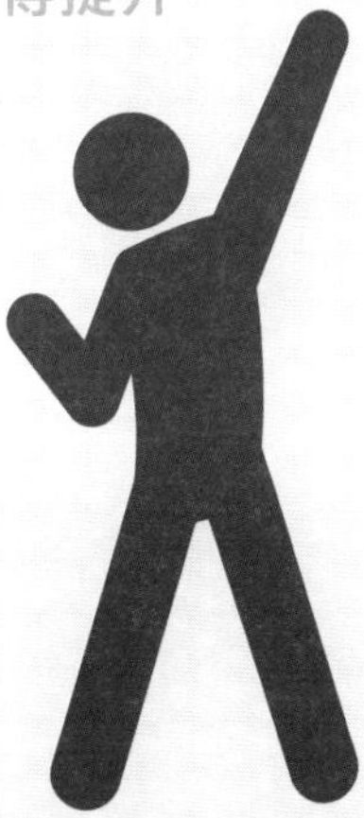

檸檬和梅乾等酸味強烈的食物、川菜和韓式料理等辣味強烈的飲食、沖繩苦瓜等苦味強烈的食材等，可望對身體發揮優秀的排毒效果。感到壓力過大時，食用這些具刺激性的食物，可發揮很好的放鬆效果。

酒精會使免疫力下降的真正原因

消除壓力反而會增加身體的負擔

正如「酒為百藥之長」這句話，適度地喝酒，除了能讓身體暖和起來，也有放鬆助眠的效果，對健康確實頗有幫助。

不過，酒含有的酒精是有害物質，一旦喝下肚，我們的身體就會增加尿量以便將之排除。這時出動的是副交感神經，所以在身心放鬆之下，免疫力也隨之提升。

些微的醉意會讓人放鬆，除了當作人際關係的潤滑劑，或許也有抒發壓力的效果。不過，為了達到這些效果，絕對不可忘了「適量」的大前提。飲酒過量，不但會造成免疫力下降，身體也會受到酒精毒害。

免疫力因喝酒而提升，僅限於開始喝酒後的1～2個小時。如果超過這段時間仍繼續喝酒，交感神經就會受到刺激而變得活躍，造成緊張狀態持續，連帶降低免疫力。不僅如此，酒精還會妨礙肝臟的功能，抑制生長激素的分泌，使身體受到危害。喝酒除了要適量，而且1星期至少要留下2天滴酒不沾的養肝日，以免對身體造成太大的負擔。

酒精會擾亂神經傳導物質

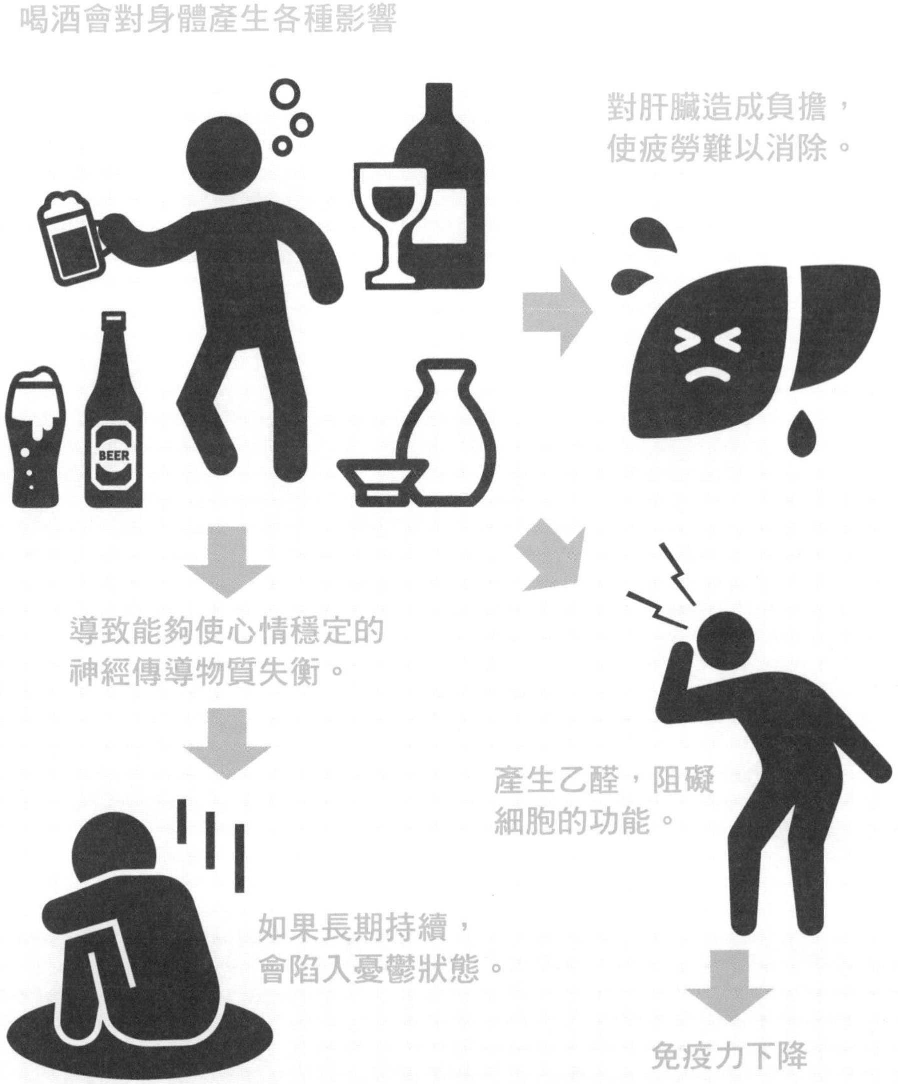
喝酒會對身體產生各種影響
對肝臟造成負擔，
使疲勞難以消除。
BEER
導致能夠使心情穩定的
神經傳導物質失衡。
產生乙醛，阻礙
細胞的功能。
如果長期持續，
會陷入憂鬱狀態。
免疫力下降

喝酒會產生乙醛等有害物質。雖然靠著體內的分解酵素可以使其變得無害，但是天生分解酵素功能較差的人，無論怎麼訓練，酒量也無法變強。所以，最重要的是掌握自已的酒量並適可而止。

透過減少醣類攝取提升免疫力

高醣食物會使血糖上升

最近，為了健康而限制醣類攝取的人似乎愈來愈多了。人體在攝取醣類後，血液中的葡萄糖會增加，此時胰臟就會分泌胰島素使血糖下降。但是，如果攝取醣類過量，導致胰臟不堪負荷，胰島素很快就無法正常分泌，使血糖維持正常。若不改善，最終會罹患糖尿病。

一旦成為糖尿病等生活習慣病的患者，就表示免疫機能無法充分發揮功能，處於衰弱的狀態。為了防止這樣的情況發生，請在用餐時減少醣類的攝取量吧。

舉例而言，與其選擇麵搭配蓋飯這類高醣類的餐點，烤魚等套餐無疑是更優質的選項。不僅如此，如果能夠把飯量減半就更理想了（參照第30頁）。

此外，如果想徹底減少醣類的攝取，最有效的方法是重新檢視目前的3餐內容。**在此向各位推薦的是僅限於上午的輕斷食，具體做法是以1杯紅蘿蔔蘋果汁取代早餐，到了中午，因為是斷食後的第1餐，最好選擇蕎麥麵等負擔較少的輕食。至於晚餐，可以想吃什麼就吃什麼，沒有限制。**準備紅蘿蔔蘋果汁時，兩樣食材都要連皮切成適當的大小再榨成果汁，喜歡的話可以再加點檸檬汁，作法相當簡單，請各位務必試試看。

避開高醣類的食物

和高醣類的套餐相比，營養均衡的套餐是更好的選擇

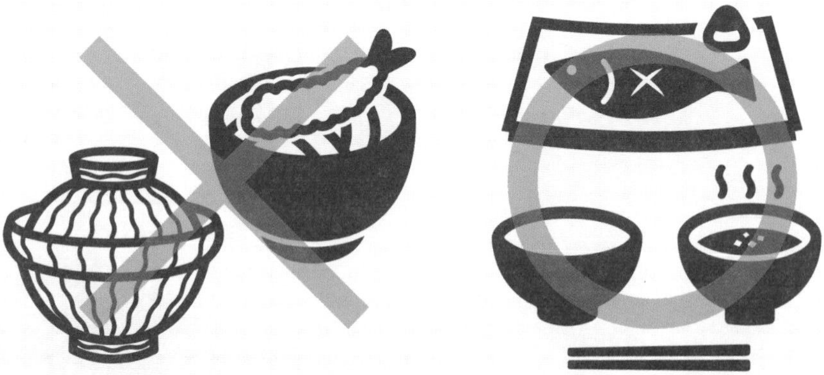

一般認為和食屬於比較健康的料理，但要懂得避開蕎麥麵搭配蓋飯等醣類含量過高的組合。不論吃的是中餐、西餐還是日式料理，都要考慮肉類、魚類、蔬菜的均衡，選擇分量適合自己的餐點。

只限早晨進行的輕斷食也有顯著的效果

早上：喝紅蘿蔔蘋果汁

↓

中午：斷食後的第1餐，以輕食為宜。

↓

晚上：想吃什麼就吃什麼

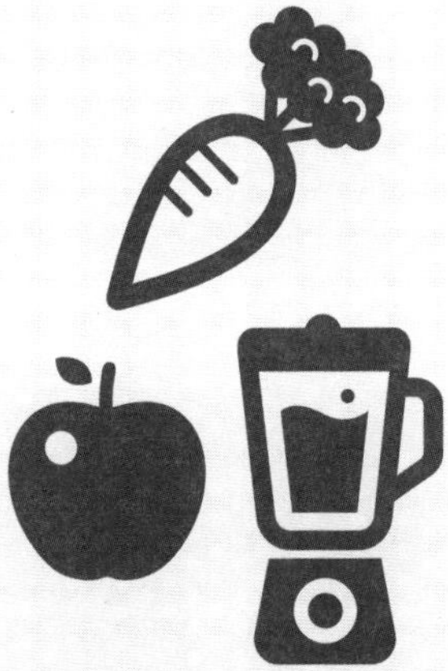

紅蘿蔔蘋果汁的配方可依照身體狀況進行調整。疲勞時可加點洋蔥；感冒徵兆出現時，可以放點白蘿蔔；便祕時可加點菠菜等，效果更好。無法接受紅蘿蔔味道的人，可以多放點蘋果。

即使都是碳水化合物，醣類低的比較好

稍微改變原有的習慣，就能減少醣類的攝取量

米飯、麵條等所謂的「主食」，都是醣類含量高的碳水化合物。說到限醣飲食，很多人以為就是完全不吃醣類。但是，**光吃菜不吃主食的做法，飲食終究會傾向以高蛋白為主，結果還是可能導致生活習慣病。**

理想的營養比例是穀物約6、肉類和魚類大約1、蔬果約3。為了盡可能達到這個比例，並降低醣類的攝取量，即使是分量相同，也請記得選擇醣類比例較低的種類。

舉例而言，只要把平常吃的白米改成糙米或五穀雜糧，每100g的攝取量，就能減少1.4g的醣類。同樣的道理，選擇日本蕎麥麵比中式油麵好；吐司比法國麵包理想，雖然分量相同，醣類的攝取量卻比較少。另外，主食以外的話，葉菜類、蕈菇類、肉類、起司等都是值得推薦的食材。

如果增加醣類的攝取量導致血糖升高，免疫細胞的功能就會降低。如果長期持續高血糖的狀態，罹患傳染病的風險會隨之提高。當然，高血糖也是肥胖和糖尿病的元凶之一。請各位重新檢視平時常吃的食品，找出能降低醣類攝取量的取代品項。如此一來，就能在口腹之欲與健康之間取得平衡，同時維持免疫力。

即使是同樣的食材，醣類的含量也各有差異

米飯

白米
（每100g的醣類含量是35.6g）

糙米
（每100g的醣類含量是34.2g）

麵條

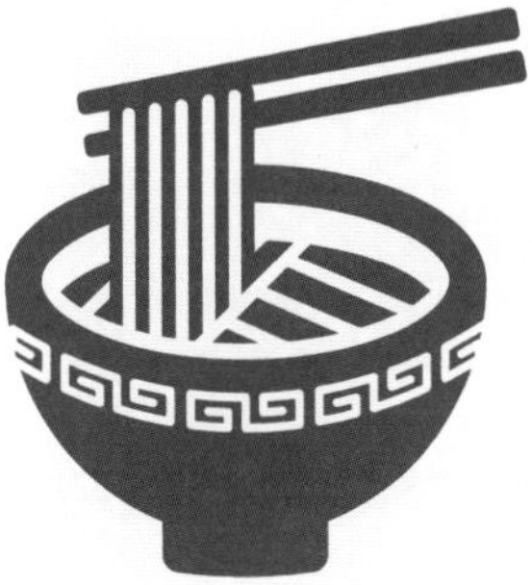

中式油麵
（每100g的醣類含量是27.9g）

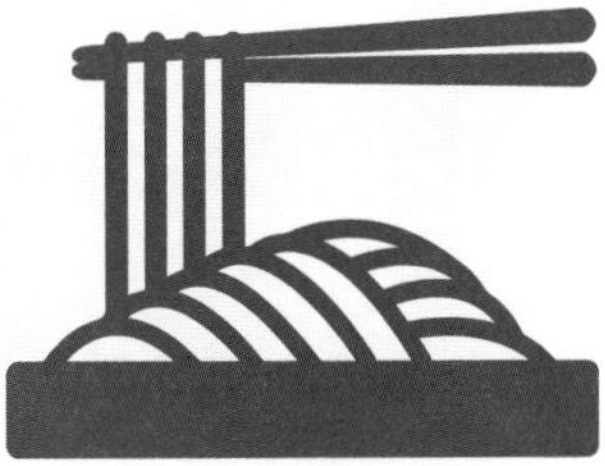

蕎麥麵
（每100g的醣類含量是24.0g）

麵包

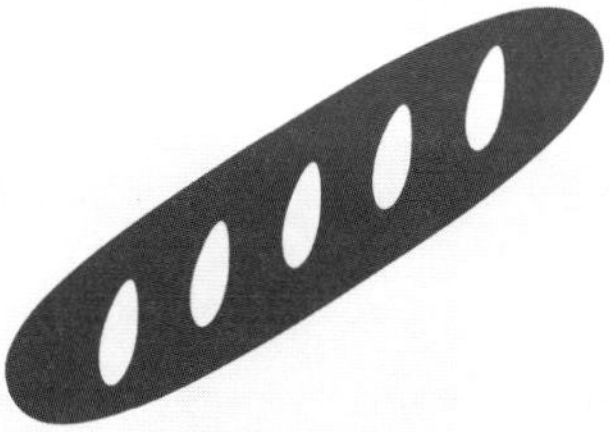

法國麵包
（每100g的醣類含量是54.8g）

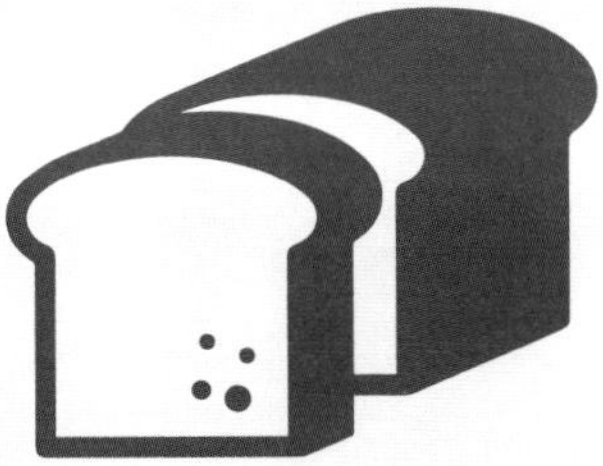

吐司
（每100g的醣類含量是44.3g）

※每100g的醣類含量是根據「7訂日本食品成分表」計算而出。

第2章

提升免疫力的飲食方法

最強大的飲食是「豆麻藻菜魚菇芋」

每天最好都要出現在餐桌上的食材

我們的日常生活中，可說充斥著各種有關「健康飲食」的資訊。我想各位應該也曾經有過這樣的經驗：因為資訊太多，反而不知道每天該吃什麼才好。遇到這種時候，**我希望各位回想「豆麻藻菜魚菇芋」這句口訣。這個7字訣是能夠打造健康的飲食生活、7種提升免疫力食材的縮寫。**

「豆」就是納豆、黃豆和豆腐等豆類；「麻」就是芝麻；「藻」就是海帶芽等海藻類；「菜」是所有的蔬菜；「魚」是魚類；「菇」是香菇等菇蕈類；「芋」是馬鈴薯、地瓜等薯芋類。**這7類食材各自含有蛋白質、礦物質、維生素等優質營養，只要均勻攝取，自然能吃得健康。**

如果只集中吃某類食物，當然不是好事。另外，**這7類食物並不是每天都得全部攝取，理想的做法是考量整體的均衡，每天攝取2、3種。**這些食材都是和食必備的材料，由此也應證了日本傳統飲食為何會以營養均衡而為人所稱道，而且在全世界備受好評。營養均衡的飲食，有助免疫力提升，請各位記住「豆麻藻菜魚菇芋」的原則，打造健康的飲食生活吧！

打造健康飲食生活的7字訣

豆

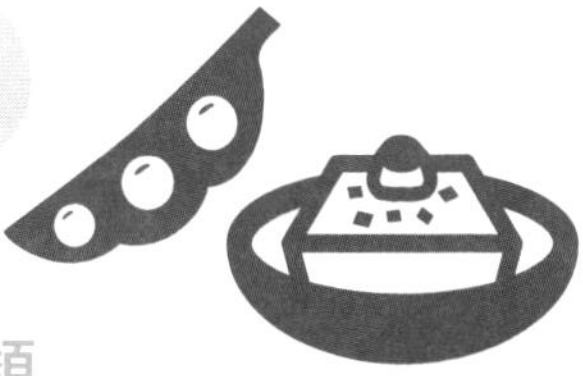

豆類
富含優質蛋白質、礦物質。

麻

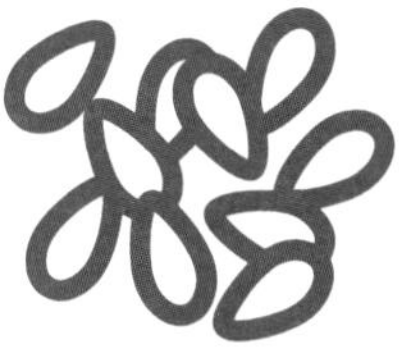

芝麻
富含蛋白質、礦物質、脂質。

藻

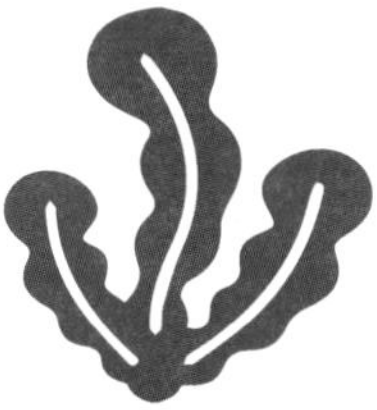

海帶芽
（海藻類）

富含礦物質和鐵質。

菜

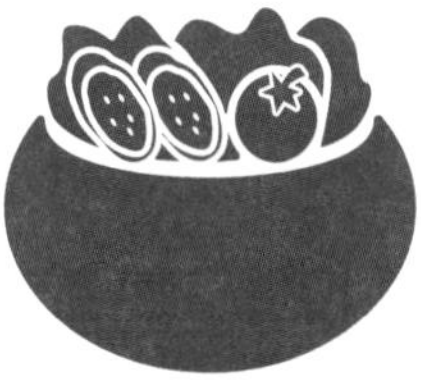

蔬菜
一天的建議食用量是350g。

魚

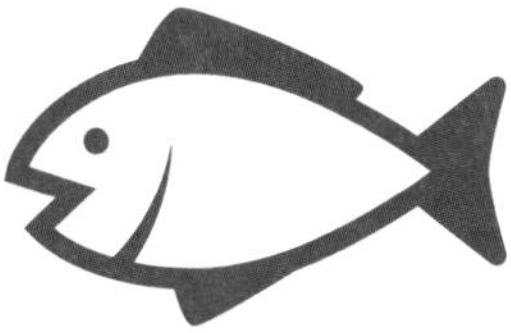

魚類
富含必需胺基酸之一的不飽和脂肪酸。

菇

香菇
（菇蕈類）

富含膳食纖維、礦物質、維生素。

芋

薯芋類
富含膳食纖維、醣類、維生素C。

提升免疫力的5種最佳點心

如果真的嘴饞，就吃這些吧

為了身體健康著想，一天最好只吃3餐，不要吃零食。但是，在工作或念書告一段落的時候，或者想喘口氣、壓力很大的時候，人總是會有「好想吃點什麼啊」的念頭。這時，請選擇能夠提升免疫力的零食吧！

我推薦的零食首選是**沒有加鹽的綜合堅果。杏仁和核桃每1粒的油脂含量偏高，約50～60%，但其中還包含所謂的「不飽和脂肪酸」，具備降低壞膽固醇和預防生活習慣病的效果。**此外，其中所含的膳食纖維、蛋白質、維生素、礦物質等營養素，也有助提升免疫力。

除了無調味堅果，**可發揮整腸功能的優格和乳酸菌飲料、抑制細胞老化的黑巧克力、輕鬆解決蔬菜攝取不足問題的蔬果片等也值得推薦。其實，有益健康的零食比我們想像得多。**肚子餓的時候，與其強迫自己忍耐，不如找些健康的零食大快朵頤，如此也可以讓精神保持穩定。不論吃什麼，吃太多都是禁忌，但如果只是吃一點充飢就不會有問題了。請各位做出聰明的選擇，享受輕鬆無負擔的點心時光。

提升免疫力的 5 種最佳點心

第1名

綜合堅果（無鹽）

可以一次吃到杏仁、腰果等各種堅果的營養。

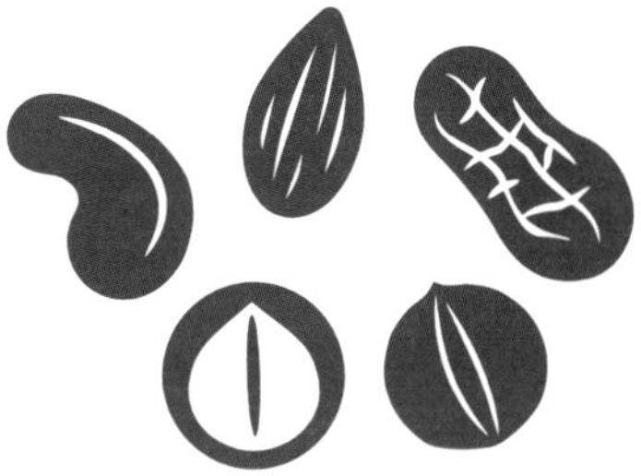

第2名

優格

可增加好菌，發揮整腸功能，提升免疫力。

第3名

黑巧克力

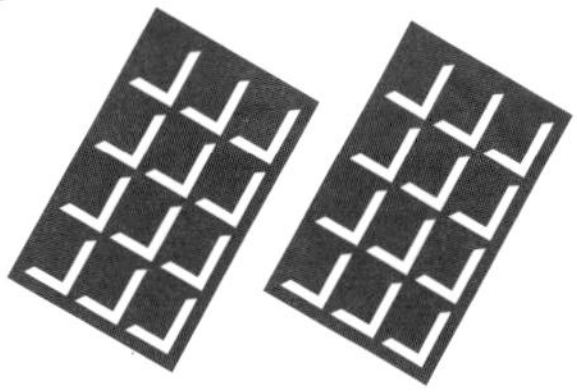

多酚的抗氧化作用可抑制細胞的老化。

第4名

乳酸菌飲料

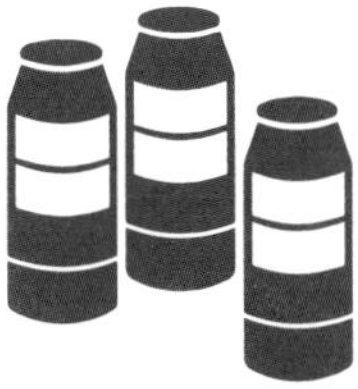

乳酸菌可整腸，提升免疫力。

第5名

蔬菜片

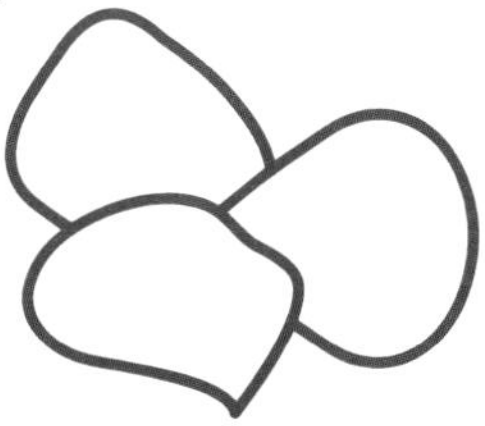

可以輕鬆補充容易攝取不足的蔬菜，免疫力也跟著提升。

提升免疫力的3大最佳居酒屋下酒菜

只點炸物NG 選擇健康的品項

說到居酒屋的下酒菜，大家最先想到的不外乎炸雞、炸薯條等高熱量食品。不過，多花點時間把居酒屋的菜單看過一輪，可以意外地發現不少有益健康的料理。只要做出正確的選擇，即使在居酒屋也能吃得很健康。

推薦首選是**使用納豆製作的料理。有些店家會發揮巧思，利用納豆做出精心的美食，例如納豆蛋包、花枝拌納豆等各種符合大眾口味的料理**。納豆本身就是高蛋白食材，而且其中富含納豆菌，更能發揮整腸的功能。不僅如此，納豆的黏液部分所含的納豆激酶，也具備淨化血液的效果。

其次推薦的是鰹魚半敲燒（微炙鰹魚）。每到鰹魚的盛產季，很多店家都會推出這道料理。**鰹魚含有大量有助血液循環的EPA，能幫助免疫力的提升。**

最後是堪稱**居酒屋的招牌料理——牛腸鍋，這也是有益健康的料理。除了具備可以消除疲勞的維生素B群，同時也能一併攝取有提高免疫力效果的鋅。**

醉意產生後，滿腹荷爾蒙（瘦蛋白）的分泌會受到抑制，所以食慾很容易不受控制，飲食過量。因此，選擇有益健康的下酒菜，在適量的前提下享受小酌的樂趣最重要。

提升免疫力的3大最佳居酒屋下酒菜

第1名 納豆料理

納豆蛋包、花枝拌納豆等。納豆激酶具備淨化血液的效果，再搭配薑和紫蘇葉一起食用，提升免疫力的效果更好。

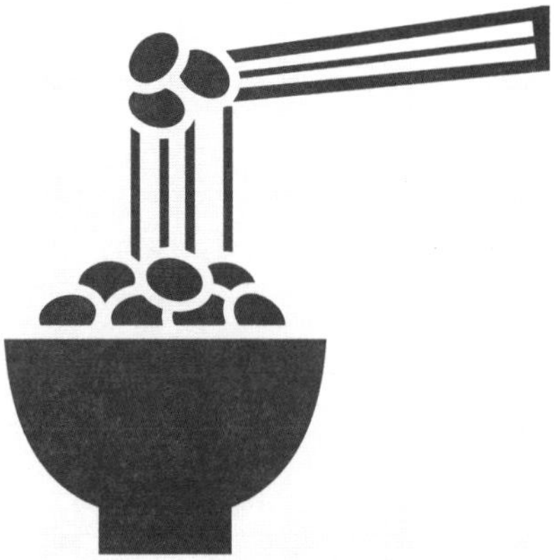

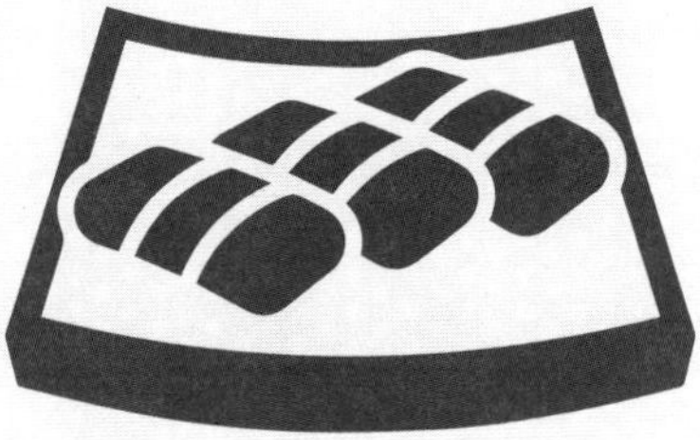

第2名 鰹魚半敲燒

含有大量能夠促進血液循環的EPA，適合搭配洋蔥一起食用，促進血管健康，對免疫力的提升也有貢獻。

第3名 牛腸鍋

富含有助消除疲勞的維生素B群，同時含有具備提升免疫力效果的鋅。

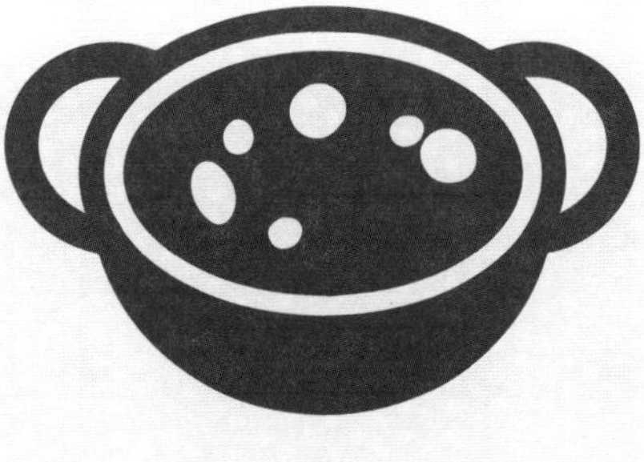

優格

優格要飯後吃

優格是一種以牛奶等乳類為原料，再混入乳酸菌和酵母菌所發酵而成的食品。藉由乳酸菌發揮的整腸作用，達到提升免疫力的效果。除了乳酸菌，另外還有添加比菲德氏菌的優格，同樣具備優秀的整腸效果，很受歡迎。

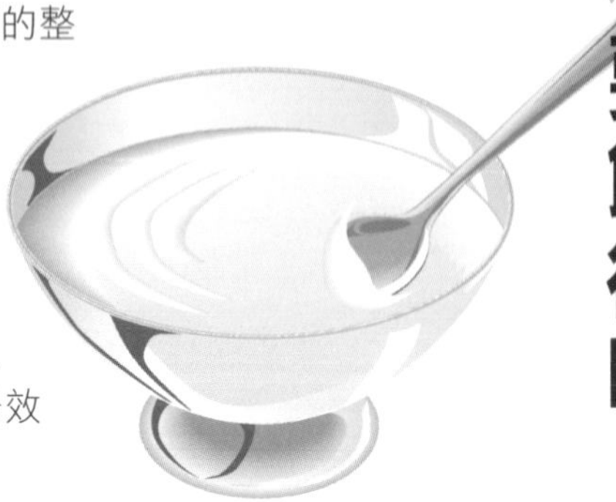

提升免疫力的重點

- **利用乳酸菌整頓腸道。**
- **乳酸菌不耐胃酸，最好在飯後食用。**
- **和寡糖一起攝取效果更好。**

藉由食用活菌以整頓腸道環境的食品稱為益生菌食品，其中最具代表性的即是優格。

不過，**乳酸菌基本上不耐胃酸，所以建議在飯後食用。原因是胃部被食物填滿了，所以乳酸菌較不容易受到胃酸影響。**還有一點，乳酸菌不容易生存在腸道內，最好能固定每天補充。

另外，寡糖在大腸內會成為比菲德氏菌的餌食，如果一起攝取，可達到更好的效果。

米糠醬菜、韓式泡菜

米糠醬菜 不需過度清洗！

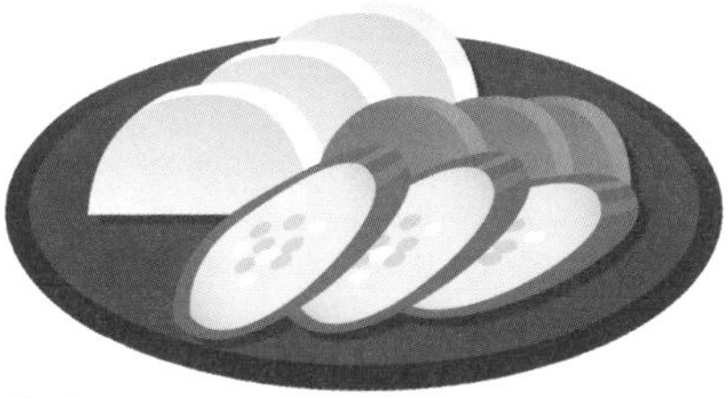

在米糠加入乳酸菌再使其發酵即為米糠床。放入米糠床醃漬而成的米糠醬菜，是富含乳酸菌的益生菌食品。韓式泡菜也是把蔬菜等食材放入以乳酸菌發酵而成的汁液所醃漬而成的食品，同樣富含乳酸菌，也是能夠提升免疫力的食品之一。

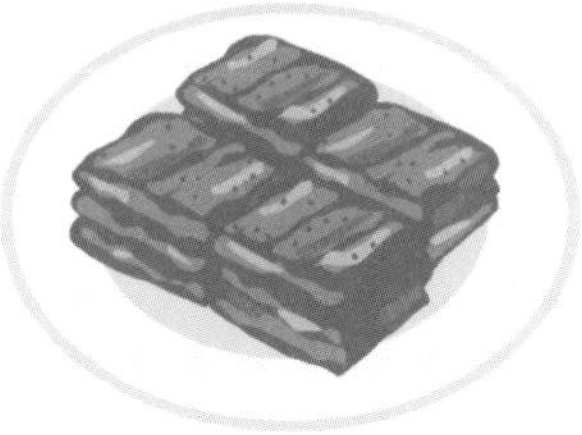

提升免疫力的重點

- **米糠醬菜是用乳酸菌發酵的食品。**
- **保留米糠一起吃，無需沖洗。**
- **韓式泡菜最好連醬汁一起吃。**

說到具備整腸效果和提升免疫力的食品，富含乳酸菌的米糠醬菜和韓式泡菜是最具代表性的兩項。或許很多人以為米糠醬菜必須先洗再吃，**但其實附著在表面的米糠正是乳酸菌的大本營。所以食用前不需要洗得太乾淨，最好保留些許米糠，以便攝取到更多的乳酸菌。**建議各位只要用廚房紙巾大略擦掉米糠就可以了。

韓式泡菜的醃漬汁液也含有大量的乳酸菌，所以不要把醬汁瀝得太乾淨，能夠連醬汁一起吃最好。不論當作佐餐的配菜或下酒菜，請各位務必積極攝取。

大蒜

大蒜一定要切碎！

大蒜最為人所知的特徵是強烈的氣味和增強體力的效果。普遍的運用方式是剁碎或磨成泥以增添食物的風味，或者撒在食物上當佐料。另外，說到大蒜，一般指的是球根部分，其實莖的部分，也就是俗稱的青蒜和蒜苗，也是日常生活中常吃的蔬菜。蒜頭畢竟帶有刺激性，還是需要注意不可食用過量。

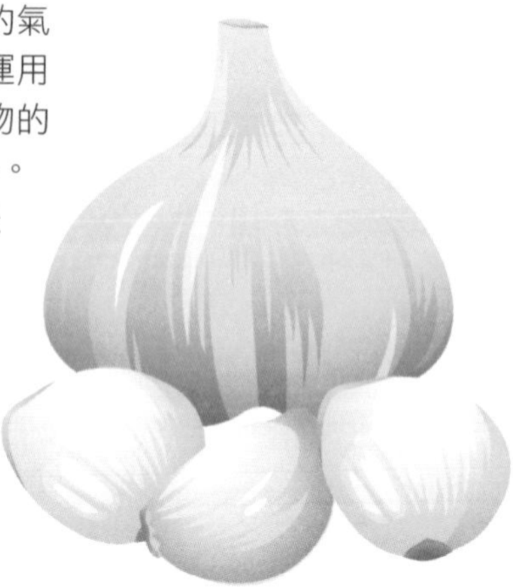

提升免疫力的重點

- **含有屬於植化素的蒜胺酸。**
- **剁碎或磨成泥會使蒜胺酸轉變為蒜素。**
- **蒜素有抗菌、抗癌、增強體力的效果。**

大蒜含有屬於植化素的蒜胺酸，若將之轉變為蒜素，則可發揮抗菌、抗癌、增強體力等效果。**為了達到這樣的轉變，關鍵就在於將大蒜剁碎或磨成泥時的時候。切或磨得愈碎，蒜胺酸愈容易轉變為蒜素。**換言之，將大蒜處理得愈細小愈好。

另外要注意的是，高溫加熱會使蒜素迅速揮發。如果要把大蒜運用在需要加熱的料理，訣竅是用小火慢炒，讓蒜素慢慢地融於油裡。

青花菜

青花菜要連梗吃！

青花菜是由甘藍菜經品種改良而成的蔬菜。除了柔軟的花蕾（前端如雲朵狀的部分）可供食用，梗的部分也具備很高的營養價值。青花菜的基本烹調方式是汆燙，不過外觀宛如蘿蔔嬰的青花菜芽，可以生食。

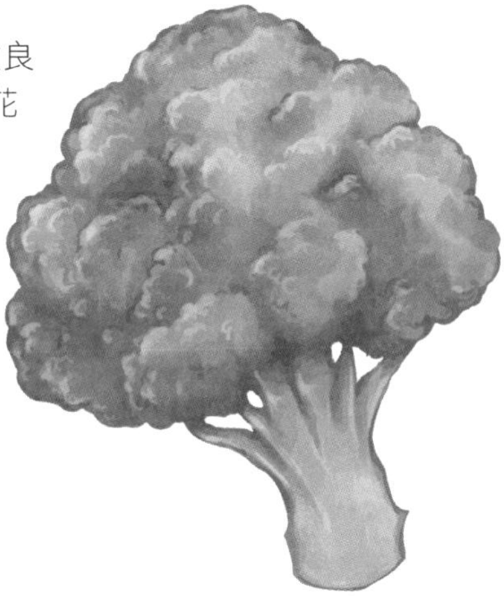

提升免疫力的重點

- 含有屬於植化素的蘿蔔硫素。
- 青花菜芽的蘿蔔硫素含量是青花菜的6倍。
- 梗含有大量的維生素C。

青花菜的魅力在於富含蘿蔔硫素。**蘿蔔硫素是一種具備強大抗氧化力的植化素，也已證實可發揮解毒作用和抗癌作用**。青花菜芽所含的蘿蔔硫素，遠超過青花菜，可達6倍之多。

另外，青花菜含有大量的維生素C是眾所皆知的事，其中又以梗的含量特別高。梗的部分由纖維質構成，質地稍硬，烹調時最好先把菜梗放入汆燙，再加入花蕾。

高麗菜

高麗菜與其生吃，不如醋漬

高麗菜是餐桌上常見的葉菜類，不論炒、煮或當作生菜食用都很適合。含有屬於植化素的蘿蔔硫素和β胡蘿蔔素，以富含維生素C而廣為人知。另外，也含有能保護胃部黏膜的Cabagin（俗稱高麗菜精），這個名稱也成為某個知名腸胃藥的商品名稱。

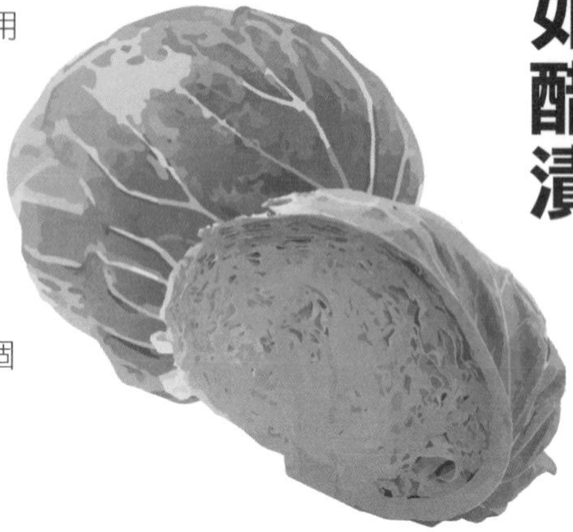

提升免疫力的重點

- **蘿蔔硫素和β胡蘿蔔素的含量豐富。**
- **「Sauerkraut」是利用乳酸菌發酵的德式酸菜。**
- **單純以鹽醃漬過的醋漬高麗菜可發揮瘦身的效果。**

高麗菜本身就是營養十分豐富的食材，如果把它做成德式酸菜「Sauerkraut」再攝取，免疫力提升的效果可望再上一層樓。

作法很簡單，把2g鹽撒在切好的高麗菜（約半顆份）上，再裝瓶保存起來即可。**醃漬約1星期後，在乳酸菌的作用下，高麗菜會不斷發酵，最後成為帶有酸味的益生菌食品。雖然沒有加醋，但帶有酸味，所以稱之為醋漬。**

其實，另外也有確實使用醋醃漬的高麗菜，稱為「醋高麗菜」。其預防高血壓和減重效果也備受矚目。

紅蘿蔔

紅蘿蔔要連皮吃

紅蘿蔔是富含β胡蘿蔔素的黃綠色蔬菜。β胡蘿蔔素除了具備抗氧化作用，也能夠配合身體需求，在體內轉換成維生素A。維生素A除了發揮保護黏膜和皮膚的功能，就免疫力的觀點而言也扮演著重要角色。雖然在市面上也買得到帶葉的紅蘿蔔，但吃的人似乎不多。事實上，葉子的部分含有大量的維生素C，直接丟棄就可惜了。

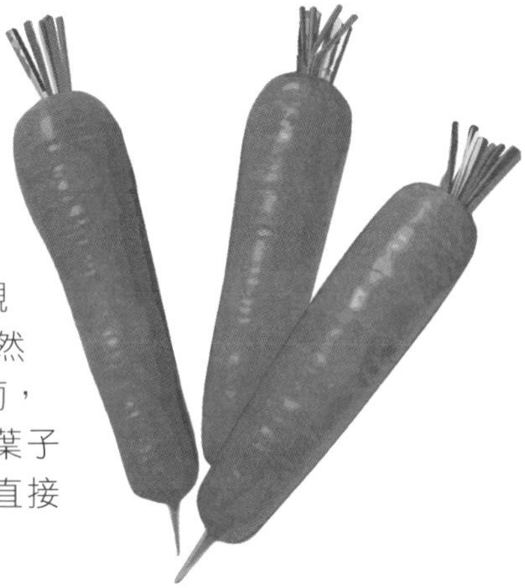

提升免疫力的重點

- **富含具備強大抗氧化力的β胡蘿蔔素。**
- **靠近外皮的部分含有屬於植化素的花青素。**
- **花青素有助預防癌症和生活習慣病。**

紅蘿蔔除了β胡蘿蔔素，也富含多酚之一的花青素。**目前已經證實，花青素和β胡蘿蔔素同樣具備抗氧化作用，有助於預防癌症和各種生活習慣病。**愈靠近外皮的部分含量愈高，所以如果能夠不削皮，連皮一起吃最好。

此外，和油脂一起攝取能提升β胡蘿蔔素的吸收效率。建議的吃法包括切絲，和牛蒡絲一起拌炒；如果要生食，可以淋上沙拉醬以增加吸收效率；如果要燉煮，建議先用油炒過再煮。

番茄

成熟的番茄和油類是最強的組合

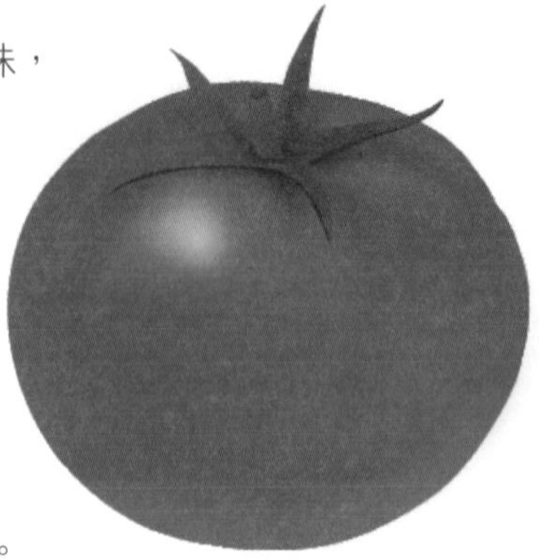

成熟的鮮紅番茄不但甘甜美味，其實就營養價值的層面而言，也比尚未完全成熟的番茄優秀。番茄含有同屬植化素之一的茄紅素，含量如果愈多，番茄就愈紅。鮮紅的外皮與適當的軟硬度是成熟的徵兆。如果摸起來還有點硬，可以先在常溫下放置1～2天，吃起來就剛剛好了。

提升免疫力的重點

- **富含植化素之一的茄紅素。**
- **番茄的紅色來源是茄紅素，顏色愈紅的成熟番茄愈好。**
- **同時含有大量的β胡蘿蔔素和維生素C，是提升免疫力的重大幫手。**

番茄所含的茄紅素，是具備抗氧化力的植化素之一，其抗氧化力大約是β胡蘿蔔素的兩倍。鮮紅的成熟番茄，含有大量的茄紅素，請各位務必積極攝取。

和油脂一起攝取能提升茄紅素的吸收效率。番茄料理和橄欖油可說是黃金組合，其實為了加強茄紅素的吸收，兩者也是效率最佳的組合。

另外，番茄除了茄紅素之外，同時也富含有助於保護皮膚與黏膜的β胡蘿蔔素、促使NK細胞活化的維生素C。有了這兩項，對免疫力的提升無疑是如虎添翼。

洋蔥、蔥

洋蔥切好要先靜置15分鐘

洋蔥和蔥特有的辣味，來自植化素之一的蒜素。蒜素在洋蔥切碎的時候才會產生，且開始發揮抗氧化作用和抗癌等效果。另外，蔥白和蔥綠的營養各有不同，前者含有的是具備抗菌效果的揮發油，蔥綠則富含β胡蘿蔔素和維生素C。

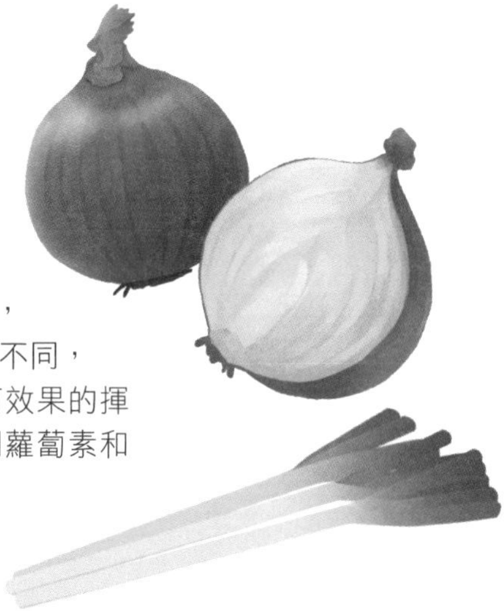

提升免疫力的重點

- 洋蔥細胞在切碎或搗碎後才會產生植化素之一的蒜素。
- 蒜素不耐熱，但只要將切好的洋蔥靜置15分鐘，即可防止蒜素受到破壞。
- 蔥白含有具備抗菌效果的揮發油。

洋蔥和蔥都和大蒜一樣，屬於蒜胺酸會轉變為蒜素的食材。蒜素的成分在加熱後會受到破壞，但只要切好先放置15分鐘，就可以避免這個問題。

另外，洋蔥和蔥如果先泡水，內含的蒜素會溶解在水中，所以如果想降低辣味，建議先放置15分鐘，使其與空氣接觸後再使用。

順帶一提，蒜素還有促進維生素B1吸收的功能。維生素B1是產生能量時不可或缺的營養素。攝取富含維生素B1的豬肉時，如果搭配洋蔥或蔥一起吃效果更好。

彩椒

各種顏色的彩椒都要攝取

彩椒的顏色繁多，有綠色、紅色、黃色等，但都屬於同樣的品種。差異在於青椒是在成熟之前採收，紅色和黃色的彩椒是等到成熟、轉色才採收。彩椒的營養價值和轉色的程度成正比，不過，青椒本身已具備豐富的營養。

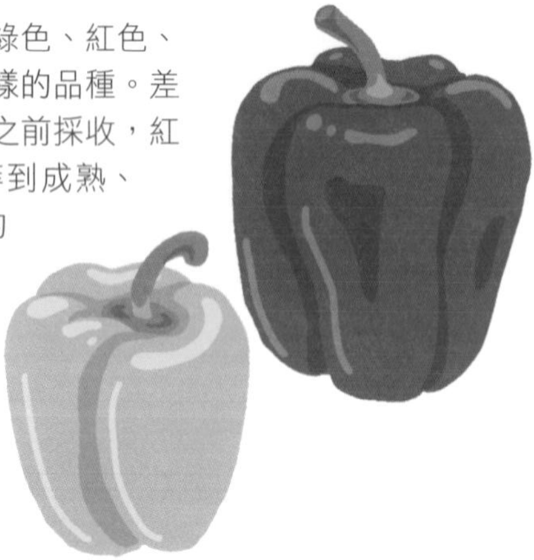

提升免疫力的重點

- **含有大量的β胡蘿蔔素和維生素C。**
- **上述的成分含量因彩椒的顏色而有不同。**
- **除了最常吃的青椒，也請積極攝取紅色和黃色的彩椒。**

彩椒是富含β胡蘿蔔素和維生素C的蔬菜，前者是植化素之一，後者能促使NK細胞活化。**不過，營養含量依顏色而有不同，紅色彩椒含有豐富的β胡蘿蔔素和維生素C，黃色彩椒則含有大量的α胡蘿蔔素和維生素C。**

青椒的營養價值雖然遜於紅色彩椒和黃色彩椒，但仍具備豐富的營養，而且價格便宜。為了提升營養吸收的效率，建議大家平常多吃青椒，但偶爾也要補充紅色和黃色彩椒。

另外，β胡蘿蔔素屬於脂溶性，如果和油脂一起攝取，可以提升其吸收效率。

牛蒡

不必把牛蒡的澀味去除得太乾淨

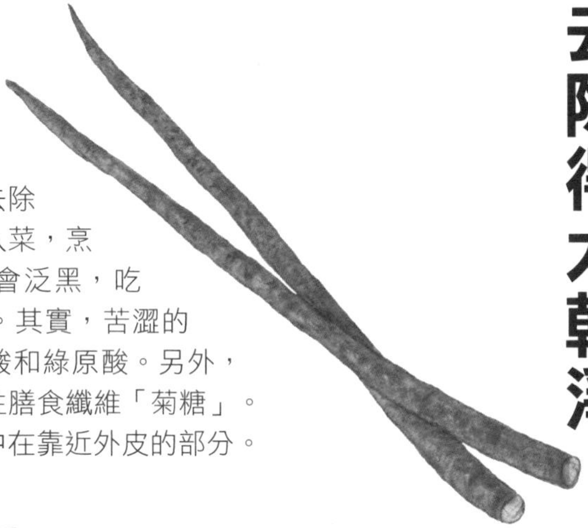

牛蒡的口感獨特，是日本人很常吃的根莖類蔬菜。如果不先去除澀味就直接料理入菜，烹煮後牛蒡的顏色會泛黑，吃起來會覺得苦澀。其實，苦澀的黑色成分是單寧酸和綠原酸。另外，牛蒡還富含水溶性膳食纖維「菊糖」。上述成分大多集中在靠近外皮的部分。

提升免疫力的重點

- **含有具抗氧化作用的單寧酸和綠原酸。**
- **有效成分多集中在外皮，而澀味也源自於此。**
- **就免疫力的觀點而言，不要削皮去除澀味最理想。**

牛蒡的重要成分大多集中在皮的部分，所以把皮削得乾乾淨淨的話，未免太過可惜。建議只要以刀背輕輕削除表面即可。

另外，牛蒡的特徵是澀味很強，所以一般在烹飪之前會先泡水，去除澀味。**但是，單寧酸、綠原酸、菊糖等精華也會跟著流失。去除澀味時，只需用水稍微沖洗，不需要澈底洗淨。**

此外，在調理之前先把牛蒡放進微波爐稍微加熱（以500W約40秒），其抗氧化力會變得更強，可望對免疫力的提升發揮更大的效果。

蓮藕

蓮藕 是適合每天吃的食材

蓮藕相當於蓮花的地下莖，是一種富含單寧酸和綠原酸的根莖類蔬菜。和牛蒡一樣，也是日本人熟悉的食材，常用於燉煮和拌炒。也可以磨成粉食用或者磨成泥和入漢堡排等，調理方式非常多元。另外也含有豐富的維生素C。

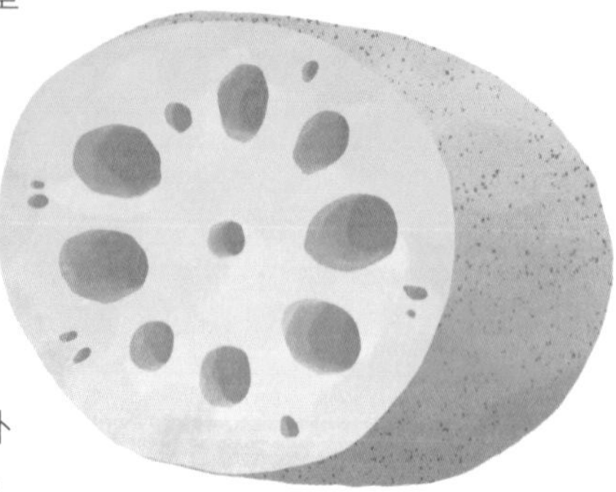

提升免疫力的重點

- **和牛蒡一樣富含單寧酸和綠原酸。**
- **這些成分可抑制花粉症等過敏症狀。**
- **每天持之以恆地攝取，就能逐漸改善體質。**

花粉症是過敏症狀之一，**其發病原因是免疫細胞對花粉產生反應，製造出過多的抗體。蓮藕含有的單寧酸和綠原酸，能抑制過多的抗體產生，達到舒緩花粉症的效果。**

話雖如此，食物和藥物不同，不具速效性，所以關鍵在於每天持之以恆地攝取。每天少量攝取，只吃25～30g也無妨。基本上，只要持續攝取3個月，據說體質就能得到改善。

另外，蓮藕的有效成分大多集中在外皮和外皮附近，所以最好不要削皮，只要用水沖洗乾淨就好。

肉類

不可偏重攝取某一種肉類

肉類是大家熟悉的主菜，也是打造身體的重要蛋白質來源。不僅如此，肉類也富含維持免疫力不可或缺的鐵質和鋅。代表性的肉類包括牛、豬、雞，再各自細分為腿肉、五花肉等，種類繁多。每一種肉品的營養比例各有不同，請各位多加斟酌。

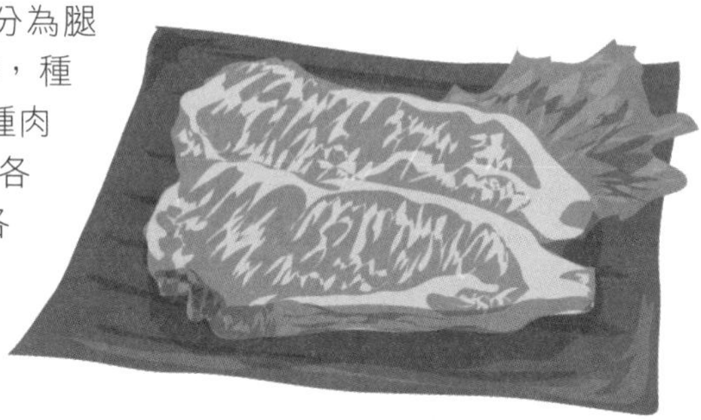

提升免疫力的重點

- **構成牛、豬、雞的胺基酸種類各有不同。**
- **豬肝和雞肝的鐵質豐富，所有牛肉部位的鋅含量都相當優秀。**
- **至於能提高皮膚和黏膜防禦機能的維生素B1，則以豬肉居冠。**

提高免疫力首重打造強健的身體。富含蛋白質的肉類是餐桌上不可缺少的重要食材。

構成牛、豬、雞等肉類的胺基酸（組成蛋白質的成分）比例各有不同；相較於豬肝和雞肝含有豐富的鐵質，牛肉的所有部位則含有大量的鋅。換言之，每一種肉類的營養比例各有差異。因此，為了確保能攝取到完整的營養，不要偏好攝取特定的肉類，儘量均衡攝取才是上道。

另外，肉類中的鐵質和維生素C一起攝取時，吸收效率會提高。所以吃肉時，最好同時攝取富含維生素C的蔬果。

牡蠣

吃牡蠣要搭配檸檬汁

牡蠣富含肝醣、蛋白質、鋅、鈣質等礦物質，因而得到「海中牛奶」的稱號。尤其是鋅的含有量，更是領先所有食物。此外，經常出現在中式料理的蠔油，也是以牡蠣熬煮出來的汁液所製成的調味料。

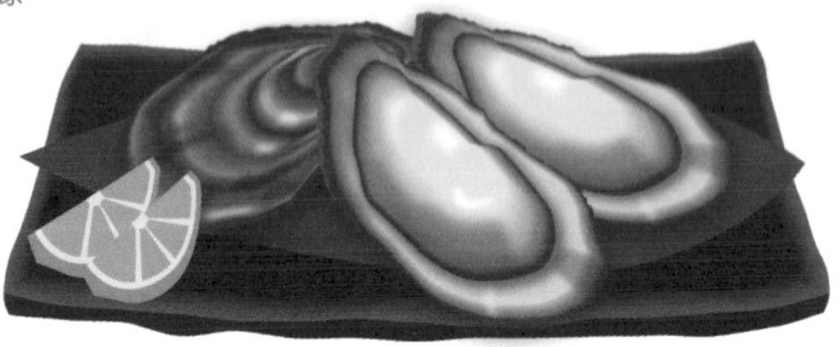

提升免疫力的重點

- **鋅的含有量稱霸所有食物。**
- **鋅在皮膚和黏膜的代謝上扮演不可或缺的角色。**
- **淋上檸檬汁一起吃可提升鋅的吸收。**

牡蠣所含的鋅，對皮膚和黏膜的代謝而言是必備的營養素。**缺乏鋅會使免疫力下降，增加病原菌和病毒入侵的風險。為了加強鋅的攝取，希望各位能多吃牡蠣。**

提醒大家吃牡蠣的時候，最好淋一些檸檬或酸桔汁。因為這些柑橘類水果所含的維生素C和檸檬酸能提高鋅的吸收力。

順帶一提，以牡蠣熬製的蠔汁為原料的蠔油，也含有大量的鋅。蠔油是中式料理中使用頻率很高的調味料，如果能廣泛應用在各種料理，可以提升鋅的攝取量。

蛋

至少一天要吃一個蛋

蛋除了含有大量的蛋白質和脂質以及鈣質、鐵質、鋅等礦物質，維生素的含量也很豐富，堪稱超級食物。因為膽固醇含量高，以往「一天頂多吃一個」的營養學觀點，也曾經一度翻盤為「沒有上限」。不過，根據最新的飲食攝取基準，已經改成應適量攝取。

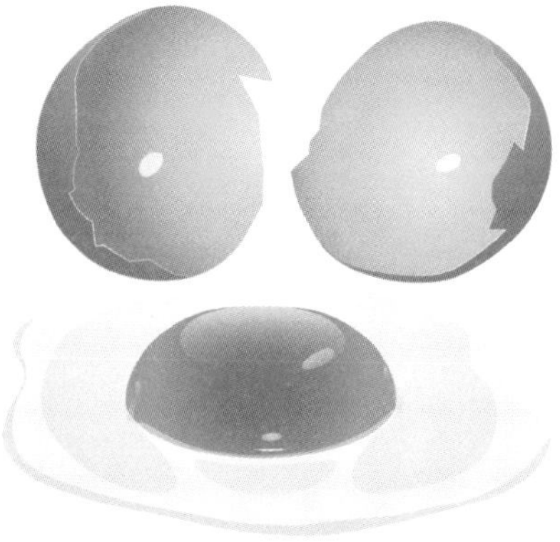

提升免疫力的重點

- **打造身體必不可少的優質蛋白質。**
- **維他命和鐵質等其他營養素的含量也很豐富。**
- **可以積極攝取，但不要過量。**

蛋除了含有打造身體所需的蛋白質，也含有其他多種營養素，對免疫力的提升是不可缺少的食材。

說到蛋，以往曾出現會攝取過多膽固醇的疑慮，但現在已經證實，**膽固醇是製造細胞膜的重要物質。如果膽固醇不足，將會造成免疫力下降，導致罹病的風險提高。畢竟是很重要的營養素，請各位在不過量攝取的前提下積極攝取。**

另外，有些料理只會使用蛋黃；湊巧的是，蛋的營養幾乎都集中在蛋黃，所以只吃蛋黃也沒關係。請以一天一顆為基準，盡情享用吧！

香蕉

不論綠香蕉還是黃香蕉都是好香蕉

根據日本香蕉進口協會的調查，從2005年至2020年，香蕉連續16年蟬聯了「常吃水果」的冠軍寶座。主因大概是香蕉吃起來很方便，而且富含鉀、鎂等礦物質。另外，香蕉也含有寡糖，可當作腸內好菌的餌食，和優格是黃金組合。

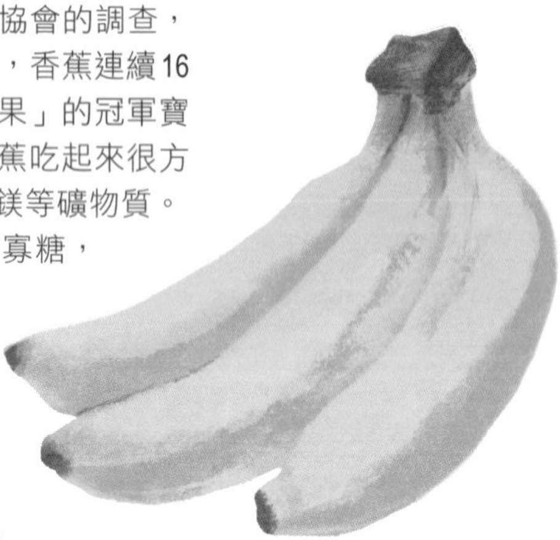

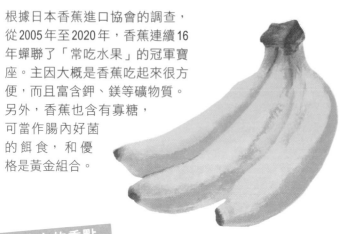

提升免疫力的重點

- **綠香蕉所含的抗性澱粉可發揮整腸作用。**
- **成熟的香蕉可促進白血球數量的增加。**
- **和優格是黃金組合。**

表面泛青的香蕉，和黃色表皮帶著黑色斑點的成熟香蕉，對健康的影響各有不同。**尚未成熟的綠香蕉，富含名為抗性澱粉的膳食纖維，可發揮整腸效果。另一方面，成熟的香蕉則可促進白血球的增加，有助免疫力的提升。**

此外，香蕉所含的寡糖能順利抵達腸內，成為比菲德氏菌的餌食。建議搭配添加比菲德氏菌的優格和香蕉一起吃，效果更好。

順帶一提，據說成熟的香蕉經冷凍後，多酚的含量會增加。

橘子

橘子連皮都能派上用場

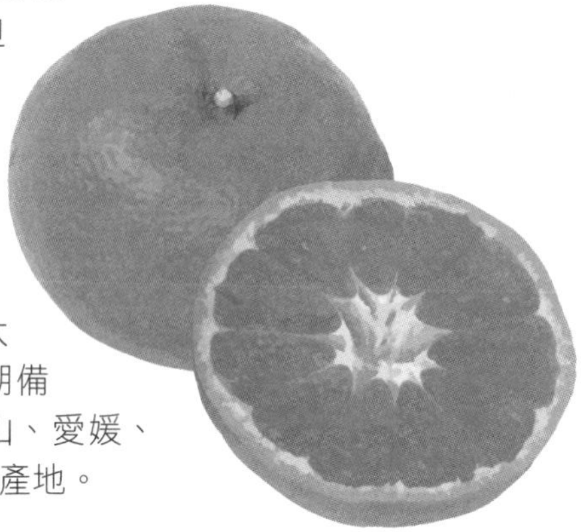

雖然近年來的水果消費量仍是香蕉拔得頭籌，但在日本，橘子從古至今都是男女老少愛吃的水果。除了豐富的維生素C，橘子也含有屬於植化素的β隱黃素。橘子的收成期大多是秋冬，是寒冷時期備受歡迎的水果。和歌山、愛媛、靜岡是日本知名的三大產地。

提升免疫力的重點

- **利用豐富的維生素C，使NK細胞得到活化。**
- **含有具備抗氧化作用的β隱黃素。**
- **營養價值以外皮最多。**

說到橘子，很多人馬上想到橘子含有豐富的維生素C。維生素C可促進NK細胞得到活化，發揮預防感冒和傳染病的效果。

含有屬於植化素的β隱黃素是橘子的另一特徵。β隱黃素是具備抗氧化力的物質，能夠去除造成老化和癌症的元凶——活性氧。

上述營養素大多集中在外皮的部分，所以建議大家最好物盡其用，不要把皮扔掉。要各位連皮吃未免不切實際，但建議大家可以把橘子皮留下來，乾燥做成陳皮，再撒在各種食品一起食用。

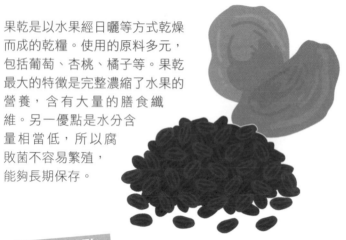

果乾

要吃就要選沒有添加砂糖的種類

果乾是以水果經日曬等方式乾燥而成的乾糧。使用的原料多元，包括葡萄、杏桃、橘子等。果乾最大的特徵是完整濃縮了水果的營養，含有大量的膳食纖維。另一優點是水分含量相當低，所以腐敗菌不容易繁殖，能夠長期保存。

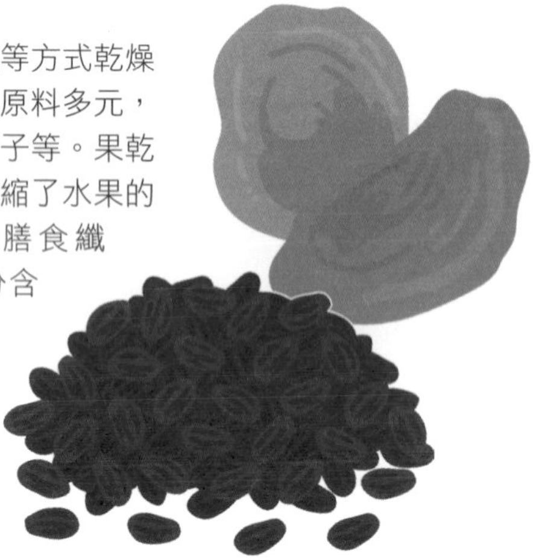

提升免疫力的重點

- **濃縮了水果的膳食纖維。**
- **水果如果能夠連皮吃，可攝取的營養更多。**
- **注意別攝取過量的糖分。**

由水果乾燥而成的果乾，是一種可以讓人輕鬆補充水果營養的食品。果乾含有的營養因水果種類而異，不過共通點是都具有豐富的膳食纖維。**膳食纖維可使益菌增加，發揮整腸的效果，所以和免疫力息息相關。果乾的另一項優點是，基本上是以新鮮水果原封不動乾燥而成，所以連集中大部分營養的外皮也能完整攝取。**

話雖如此，果乾的原料畢竟是帶有糖分的水果，如果攝取過量，等於吃下過多糖分。尤其是添加砂糖的果乾，更不可掉以輕心。請記得挑選無添加砂糖的種類，酌量攝取。

綠茶

熱綠茶和冰綠茶各有不同的效能

茶類含有屬於多酚之一的兒茶素，其中又以綠茶特別突出，所含的兒茶素種類達4種之多。兒茶素也是植化素的一種，除了具備抗氧化等各種作用，也是茶的苦味和澀味的成分來源。另外，茶也含有維生素C和咖啡因等有益成分。

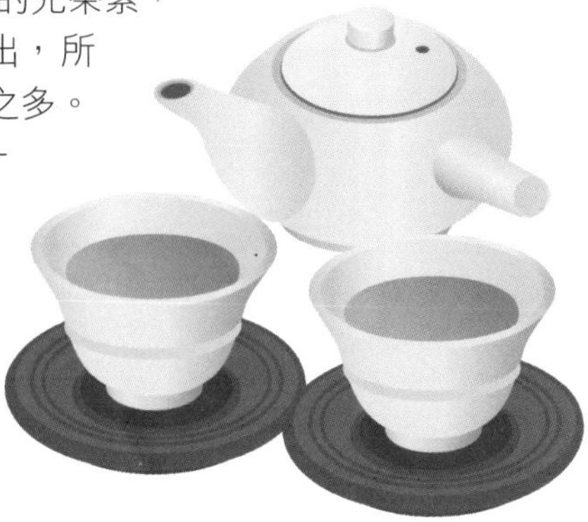

提升免疫力的重點

- **含有植化素之一的兒茶素。**
- **熱茶所含的兒茶素可減緩過敏症狀。**
- **冷茶中的兒茶素可使巨噬細胞得到活化。**

綠茶所含的兒茶素，其效能依沖泡的水溫而有不同。用熱水沖泡的熱茶，**會萃取出大量的表沒食子兒茶素沒食子酸酯（Epigallocatechin gallate，簡稱EGCG兒茶素），可舒緩花粉症等過敏症狀。**此外，其抗氧化力效果竟是維生素C的幾十倍。

而冷茶會萃取出大量表沒食子兒茶素（Epigallocatechin，EGC）。**此種兒茶素可使巨噬細胞得到活化，提高身體對病原菌等異物的抵抗力。**目前也已證實，它對改善O157（一種大腸桿菌）和足癬的致病菌等也能發揮效果。

醋

把醋加進味噌湯和牛奶

「醋有益健康」是眾所皆知的事。事實上，目前已經證實，醋還可發揮緩和血糖上升、減少內臟脂肪、改善腸道環境等效果。醋的製作方法是在酒加入醋酸菌，使其進一步發酵，換言之，醋本身具備分解酒精的能力。這也是為什麼黃湯下肚後可以再來杯醋的原因。

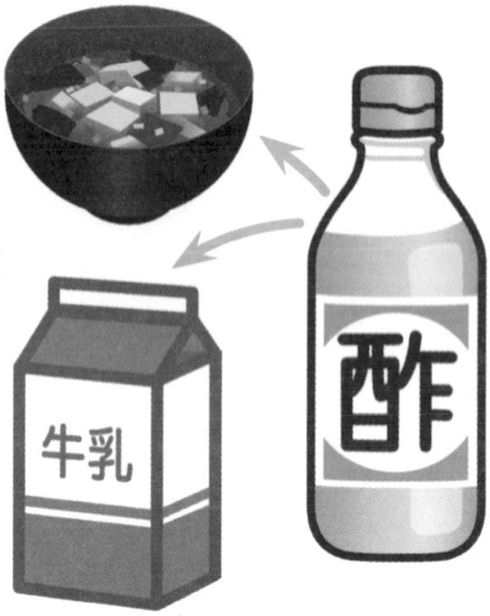

提升免疫力的重點

- **提高鈣質的吸收。**
- **醋所含的醋酸能發揮整腸效果。**
- **含有醋酸菌的黑醋等，也能舒緩過敏症狀。**

醋具備各種健康效果，就免疫力的觀點而言，最受矚目的重點是它能夠提高鈣質的吸收。醋能溶出食物中的鈣質，使鈣質容易被人體吸收。所以，攝取鈣質豐富的食物時，加點醋一起吃更好。例如喝加了貝類的味噌湯和牛奶時，別忘了在裡面加一匙醋。

另外，一般市售的醋都已經過濾掉醋酸菌，質地才顯得清澈通透。不過，黑醋等一部分的醋，仍保留部分的醋酸菌。**醋酸菌號稱有緩和過敏症狀的效果，因此被視為改善花粉症的方法之一而備受矚目。**

杏仁

1天吃23粒杏仁的「123運動」

近年來，隨著健康意識的抬頭，堅果類零食變得比餅乾類點心受歡迎。不論當作零嘴、下酒菜都很方便。其中值得特別推薦的是營養價值高的杏仁。杏仁除了膳食纖維，也富含維生素E、礦物質、各種植化素，以及有益身體的油酸。

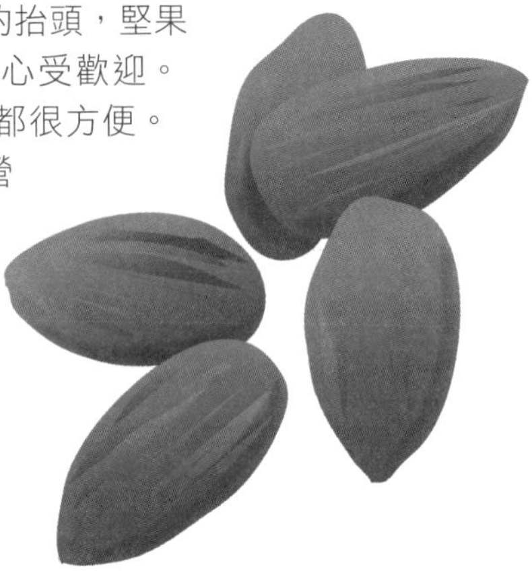

提升免疫力的重點

- **藉由膳食纖維改善腸道環境。**
- **富含具備強大抗氧化力的維生素E。**
- **含有β胡蘿蔔素和類黃酮等植化素。**

杏仁含有各種營養，其中最受到矚目的是維生素E。**維生素E能抑制活性氧，防止細胞老化。而杏仁最為人稱道的就是含有非常豐富的維生素E。**

另外，杏仁的優點還包括富含膳食纖維，吃起來有飽足感。所以不必吃太多也會感到滿足。如同美國推廣的「123運動」，建議人1天要吃23粒杏仁，建議各位可以比照這個標準，適量攝取。

此外，為了避免攝取過多鹽分，建議大家捨棄有調味的種類，選擇無調味的杏仁。

依症狀分類 有助於免疫力提升的食材表

前面已為各位介紹有助免疫力提升的食材，
不過，當身體出狀況時，其實還有很多食材也能助我們一臂之力。

感冒

優格
馬鈴薯
紅蘿蔔
蔥
洋蔥
番茄
檸檬
柳橙
菠菜
高麗菜
青花菜
花椰菜
牛肝
豬肝
雞肝
鰻魚
韭菜
大蒜
薑
黃芥末
醋

慢性疲勞

紅蘿蔔
馬鈴薯
洋蔥
優格
香蕉
檸檬
柳橙
杏仁
菠菜
小松菜

- 高麗菜
- 牛肉
- 牛肝
- 豬肝
- 雞肝
- 大蒜
- 海瓜子
- 蜆仔
- 羊栖菜
- 醋

眼睛疲勞、充血

- 芹菜
- 海瓜子
- 茄子
- 高麗菜
- 紅蘿蔔
- 南瓜

皮膚粗糙

- 紅蘿蔔
- 馬鈴薯
- 蔥
- 洋蔥
- 高麗菜
- 海帶芽
- 納豆
- 起司
- 番茄
- 奇異果
- 柳橙
- 檸檬
- 蘋果
- 豬肝
- 紅豆
- 薑
- 芝麻
- 柴魚片
- 橄欖油

口腔發炎

- 納豆
- 起司
- 奇異果
- 香蕉
- 草莓
- 紅蘿蔔
- 菠菜
- 茼蒿
- 小松菜
- 青花菜
- 韭菜
- 牛肝
- 豬肝

雞肝
鯖魚
秋刀魚
鰻魚

寒性體質

薑
芥末
辣椒
塔巴斯科辣椒
胡椒
味噌
納豆
馬鈴薯
紅蘿蔔
蔥
洋蔥
菠菜

小松菜
紫蘇
瘦肉
豬肝
雞肝
鰹魚
海瓜子
蜆仔
大蒜

肩膀僵硬

白蘿蔔
茄子
高麗菜
秋刀魚
蠶豆

腰痛

韭菜
秋葵
秋刀魚

花粉症

洋蔥
蓮藕
番茄
杏鮑菇
紫蘇
芝麻
優格
綠茶

胃痛、胃炎

白菜
豆腐
蘆筍

整腸作用

優格
牛奶
香蕉
奇異果
蘋果
寡糖
馬鈴薯
紅蘿蔔
納豆
起司

食慾不振

薑
梅乾
杏仁
大蒜
羊栖菜
紅豆
寒天
蒟蒻

毛豆
南瓜
玉米

失眠

洋蔥

不安、焦慮

青江菜
牡蠣

辣韭
地瓜
橘子

白髮、掉髮

黃麻菜
青花菜
黑芝麻

重點回顧

為了提升免疫力
飲食的方法上也要
多下點工夫。

P.28～33

這些是有益身體的食材！
聰明選擇，
享受美味。

P.34～41

醣類、酒精、刺激物
了解它們
對身體的效果與產生的影響。

P.42～49

不再迷惘該吃什麼
要吃點心、下酒菜、配菜
就選這些。

P.50～55

為各位彙整有助
免疫力提升的食材！
把它們加入日常的三餐。

P.56～79

第3章

透過生活習慣和運動提升免疫力

肩膀上下運動能發揮最強大的效果

肌肉變得僵硬會導致免疫力下降!?

我想很多人都有過這樣的經驗。坐在書桌前工作或念書，一動也不動就過了幾個小時，等到回過神來，發現脖子和肩膀變得怪怪的。因為一直在緊繃的狀態下，肌肉變得非常僵硬。事實上，嚴重的肩膀僵硬、虛寒體質、偏頭痛也是許多從事辦公事務的人共通的煩惱。

坐在椅子的狀態比維持站姿的負擔較少，確實是比較輕鬆的姿勢，但是身體不必動，所以肩膀和脖子的肌肉容易變得僵硬，連帶使血液循環變差。這樣的狀況如果遲遲不見改善，日復一日，長久下來身體當然會出現各種不適，甚至有可能引發免疫力下降。

那麼，該怎麼做才能預防這樣的情況發生呢？原因既然是維持同樣的姿勢久坐，那麼只要每隔一段時間活動身體，讓肌肉放鬆就好了。我的推薦首選是能活動全身的健康操，但如果在辦公室或學校時，難免會顧慮他人的眼光，**不妨改成只要坐在椅子上就能做的「肩膀上下運動」（參照左頁）。這個運動主要活動到的部位是肩膀和脖子等上半身的肌肉，不但可改善變慢的血液循環，也有預防肩膀僵硬和溫熱身體的效果。**建議各位利用做家事的空檔，或者邊看電視邊做，養成定期活動身體的習慣。

放鬆肩膀肌肉以提升免疫力！

①把雙手放在肩膀上。

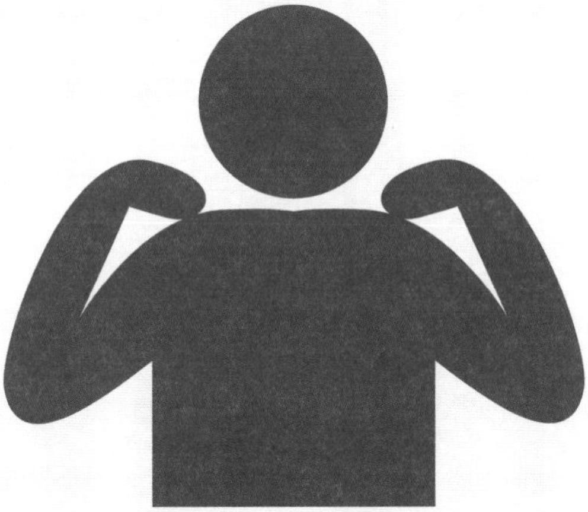

②在胸前併攏雙肘，再慢慢往上抬。

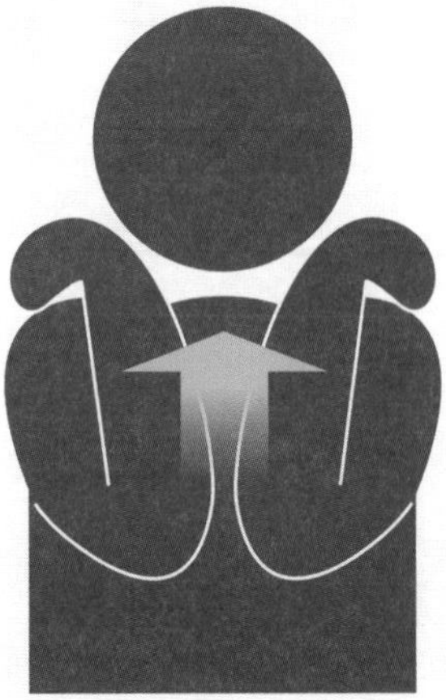

③把雙肘抬到臉部的高度，再慢慢往下。

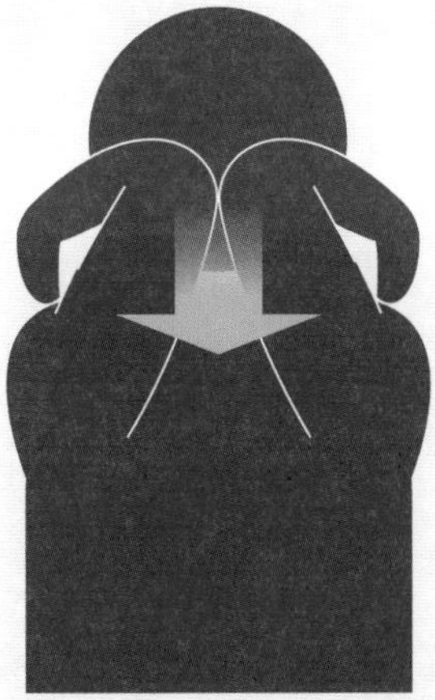

④持續①～③的動作數次。

運動時的注意事項

- 如果雙肘無法併攏，就不要勉強。
- 抬頭挺胸，讓整個肩膀都能活動到。
- 在不超出能力範圍的前提下慢慢進行。

即使只是打掃也能提升免疫力

把每天例行的打掃轉為運動時間

我想，「很想做什麼運動，但是又抽不出時間」應該是許多人共同的心聲。找個有興趣的項目活動筋骨，除了增加運動量，也能達到舒壓和轉換心情的效果。但是，許多人開始做運動才發現，耗費的時間和金錢超乎原本的想像，最後無法持之以恆維持運動習慣。

有過上述失敗經驗的人，請務必試試以下推薦的方法，**把例行的家事轉變為運動。其中我首推的是「掃除」，不但可以立刻實踐，而且完全不用花錢。**

最近吸塵器不斷推陳出新，不但進化成體積小巧，重量也大幅「瘦身」。但是為了達到運動的目的，請各位改用「掃把」和「畚箕」。拿著掃把仔細將家中的每一個角落掃乾淨，再蹲下身將集中的灰塵和髒汙掃進畚箕，這一連串的動作看似輕鬆，但一再重複的話，累積下來的運動量也是相當可觀。如果家裡鋪的是木地板或榻榻米，養成先清掃再用抹布或拖把拖地的習慣，對運動量的提升更是不無小補。**尤其是使用抹布擦地板的動作，屬於全身肌肉都會活動的運動，其運動強度不但高出健走許多，甚至可媲美划獨木舟。**即使1天只打掃1個房間，也是不可小覷的運動量，只要持之以恆，相信肌力和免疫力都會提升。

只要用對方法，掃除也能變成很棒的運動！

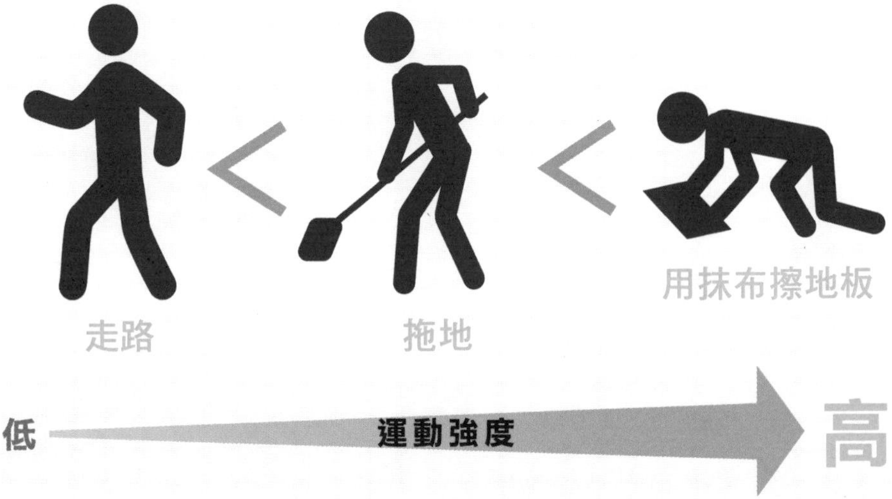

用拖把拖地或用抹布擦地板時，會運用到全身的肌肉，以日常的掃除工作而言，算是運動強度很高的種類。不方便在戶外做運動和健走的時候，只要拿抹布擦地板取代以吸塵器吸地，不但能夠提升肌力，還能夠增強免疫力。

用抹布擦地板的運動強度，和划獨木舟及輕度重訓不分上下。

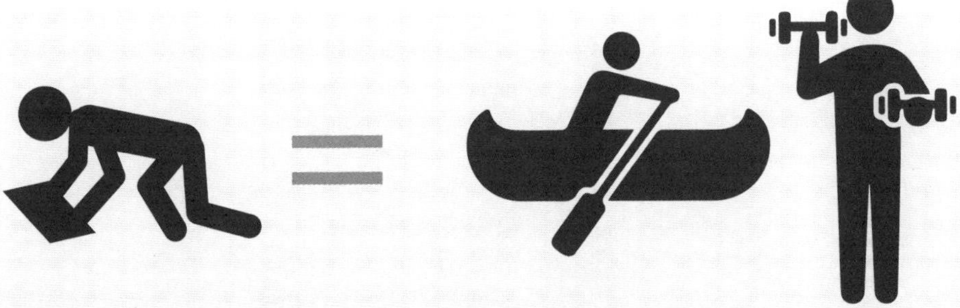

第3章
透過生活習慣
和運動
提升免疫力

只要在一大早擺出「力量姿勢」，一切都會心想事成！

養成每天早上執行的習慣，抗壓性也會變強

一早起來就覺得心情低落，不論做什麼事都提不起勁。想到待會兒就要參加面試或重要會議，心裡滿是緊張與不安……我想，各位應該都有過上述的經驗吧？**當各位處於高度壓力和不安，自信幾乎蕩然無存的時候，請務必想起以下要為各位介紹的「力量姿勢」，讓自己心念一轉，激發出戰勝逆境的勇氣。**

所謂的「力量姿勢」，是美國哈佛商學院的教授兼社會心理學者艾美．柯蒂所提倡的姿勢，主要用於自我鼓舞。據說只要持續力量姿勢2分鐘，腦內啡之一的睪酮就會增加，促使荷爾蒙的比例開始改變，思考也從負面轉向正面，以滿滿的自信取代原本的不安。

所謂的力量姿勢並沒有固定的姿勢或動作，只要是能夠讓自己精神為之一振的姿勢都可以。例如握拳往上舉、像拳擊手一樣的揮拳姿勢、雙手叉腰抬頭挺胸、咧開嘴大笑。只要養成習慣，每天進行2分鐘，不只精神上得到提振，也能擺脫壓力，充滿自信與勇氣地迎接每一天。

以「力量姿勢」提升自信與勇氣

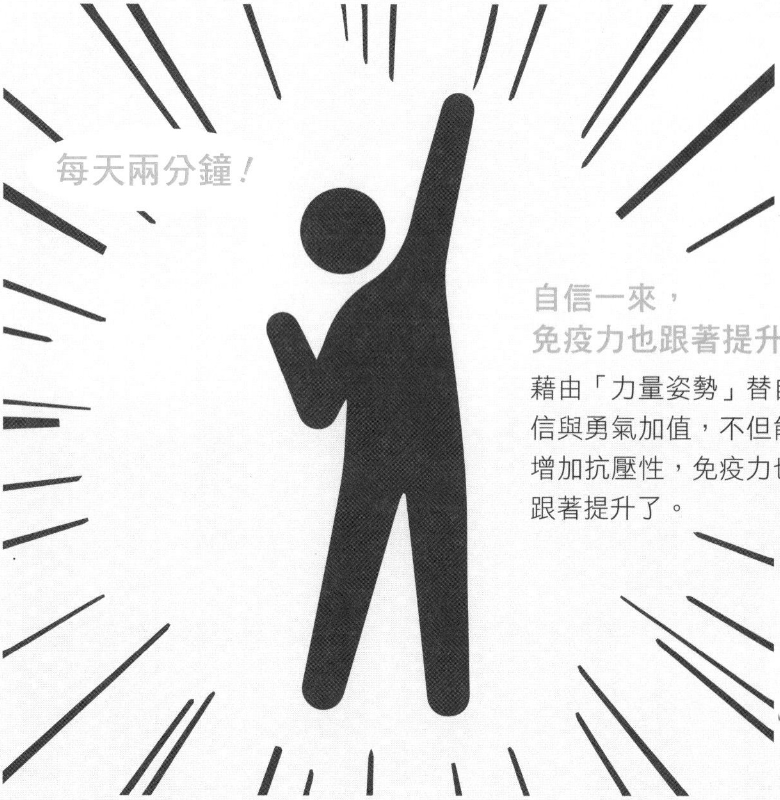

自信一來，
免疫力也跟著提升！

藉由「力量姿勢」替自信與勇氣加值，不但能增加抗壓性，免疫力也跟著提升了。

只要是帶有力量的姿勢都OK ！

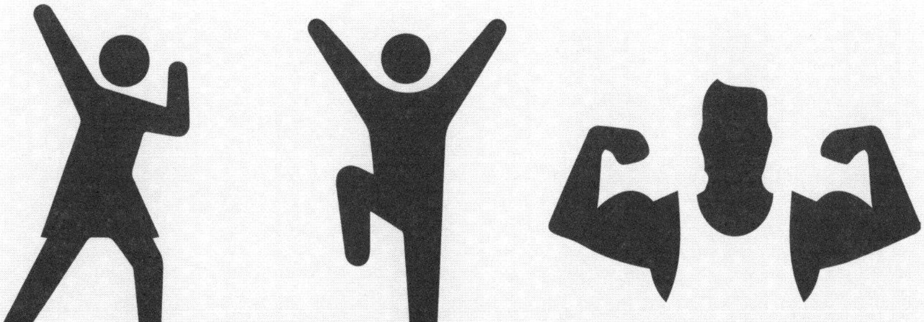

久坐不動真要命 偶爾也要起來走動一下轉換心情

日本人坐著的時間是全世界最長的!?

我想，很多從事辦公室文書工作的人，上班時絕大多數的時候都是坐著的。甚至有些人甚至誇張到除了吃中餐和上洗手間的時間以外都待在自己的位子上。但是，如同第82頁所述，久坐不動的狀態會使肌肉變得緊繃僵硬，也會導致全身的血液循環變差，所以對身體絕非好事。

根據澳洲雪梨大學等機構，調查世界上20個國家一天平均坐著的時間，日本人以1天7個小時居冠，換言之，醒著活動的期間，有將近一半的時間都維持坐姿。此外，有其他調查顯示，1天坐著的時間超過6個小時的人，和坐不到3個小時的人相比，死亡風險約提高了20%，對日本人的健康無疑是一種隱憂。

久坐不動的最可怕之處是造成血液循環惡化。下半身除了號稱「第2個心臟」的小腿，也連接著幾大片肌肉。**所以如果一直坐著不動，下半身的血液循環會變慢，而且惡化的情形會逐漸擴及全身，連帶造成肌肉的代謝下降。據說甚至會引起心肌梗塞、腦血管疾病、糖尿病等。**專注於工作時，人很容易忘記要起身走動，但為了守護自己的健康，請務必提醒自己每隔1個小時就要站起來活動身體。

久坐不動會提高死亡風險

文書工作的時間
一天超過6個小時

和一天不到
3個小時的人相比

死亡風險提高
約20%

據說一天之中坐著的時間愈長，死亡風險也愈高，而且罹患三大疾病（癌症、心血管疾病、腦血管疾病）的風險也會提高。

每隔30分鐘～1個小時就要起身，做做拉筋和屈伸運動。

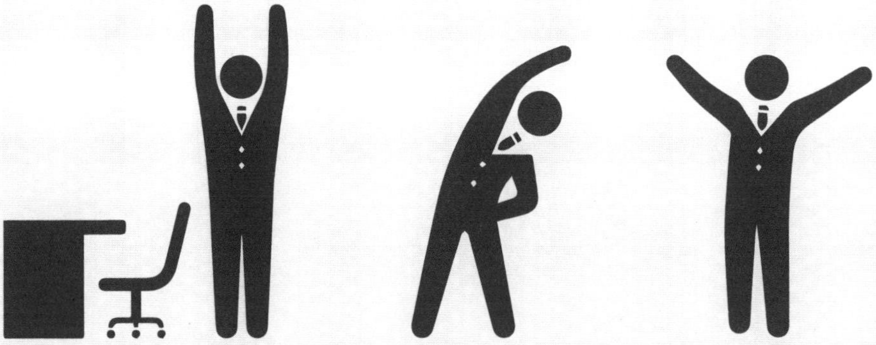

伸展　拉筋　深呼吸

第3章
透過生活習慣
和運動
提升免疫力

光是改善姿勢，也有提升免疫力的效果

藉由矯正姿勢以增強免疫力

即使邁入高齡，卻依然挺直背脊的人，看起來會比實際年齡年輕幾歲，散發著朝氣與活力。事實上，這不僅是「看起來」而已喔，因為**目前已經證實，矯正自己的姿勢，好好抬頭挺胸，除了提高免疫力，也有助青春永駐。**

相反地，習慣彎腰駝背、姿勢不佳的人，不但看起來比實際年齡老，也容易一臉倦容。如果長期維持不良的姿勢，全身的血液循環都會惡化，結果造成體溫下降，免疫力也跟著降低。

另外，習慣駝背、頭往前傾的人，無法維持身體的平衡，脖子和背部承受過重的負擔。這也是造成脖子周邊淋巴循環不良的原因。淋巴循環不良的弊害是疲勞物質容易囤積體內，所以有這種傾向的人，動不動就覺得累，也很難消除疲勞感。

一旦養成不良姿勢，想要矯正過來並不容易。最好的辦法是隨時注意自己的儀態，提醒自己不要駝背，只要想到就確認自己的頭部是不是比肩膀還往前突出。

尤其是工作或讀書的時候，很容易不自覺地駝背。唯一的辦法是自己隨時確認，立刻糾正自己的姿勢。唯有如此才能養成優美的體態與提升自己的免疫力。

不良的姿勢對「外表」很吃虧

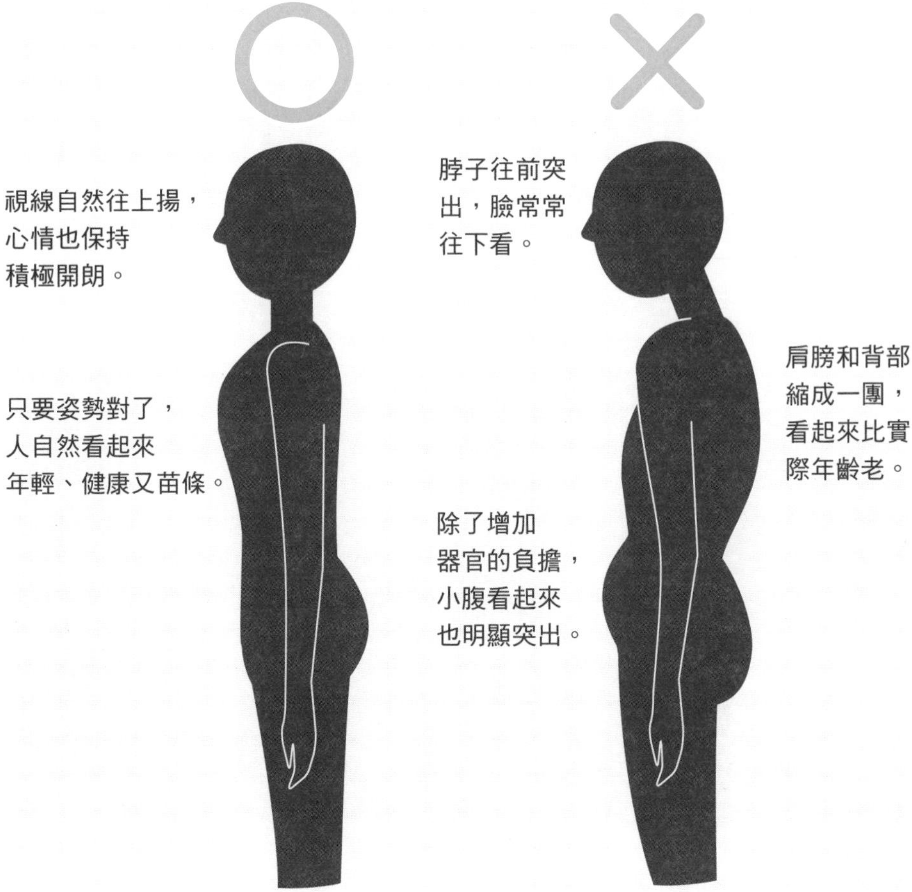
○
視線自然往上揚，心情也保持積極開朗。
只要姿勢對了，人自然看起來年輕、健康又苗條。
×
脖子往前突出，臉常常往下看。
肩膀和背部縮成一團，看起來比實際年齡老。
除了增加器官的負擔，小腹看起來也明顯突出。

一個姿勢可能會讓人看起來老了10歲!?

姿勢不良，
不但會加重身體的負擔，
甚至也會成為
免疫力下降
的元凶。

第3章

透過生活習慣
和運動
提升免疫力

利用快走提升免疫力

推薦各位走路的4項理由

為了保持苗條、健康的體型以及青春永駐，必備條件之一是每天適度的運動。但是，定期上健身房，或者挑戰從未嘗試的運動，既花錢也花時間，不是每個人都行有餘力。更何況有些人原本就不擅長運動，或是覺得與其他人一起運動十分不自在。**為了有上述困擾的人，在此要大力推薦的運動是走路。走路不用在意周圍的眼光，而且也沒有時間的限制，又能達到很好的效果，因此近年來成為極受歡迎的有氧運動之一。**

不過，這裡說的走路，和平常的「慢慢走」不一樣，重點在於速度要稍微加快，改成「快走」。而且走路的時候，手臂要大力前後擺動。唯有活動到全身，才稱得上是有效率的運動。最理想的速度是走到稍微喘氣。以目標而言，男性大約是1天走9000～1萬步，女性走8000～9000步。

養成每天快走的習慣，主要的益處包括提升下半身的肌力和緊實肌肉、藉由血流量的增加強化心肺機能，以及活化腦機能。此外，除了快走，同時搭配飲食控制、少吃零食，降低熱量攝取也能達到很好的減重效果。

只要加快腳步，就能走出健康！

① 藉由適度的刺激提升肌力

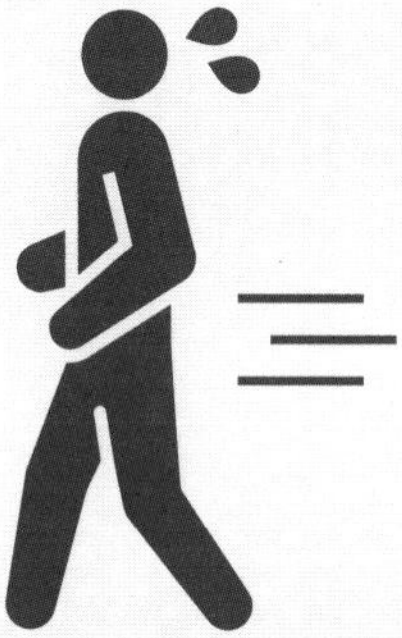

快走主要是藉由給予下半身肌肉適度的刺激，達到提升肌力和改善駝背的效果。

② 改善全身的血液循環，強化心肺機能。

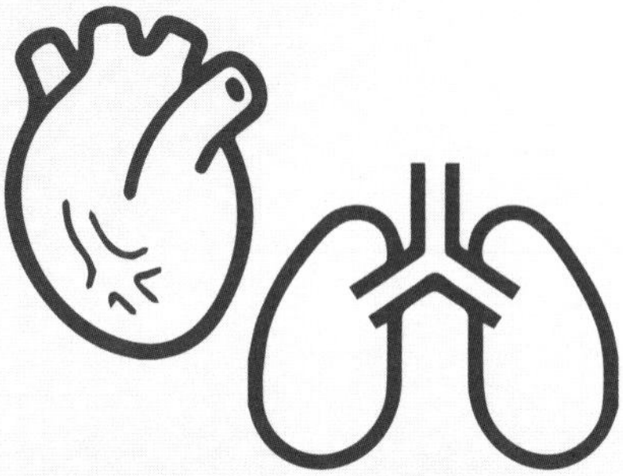

當心跳次數隨著走路上升，全身的血液循環也會隨之改善，同時強化心肺機能。也有預防血管老化的效果。

③ 以健康的方式減重

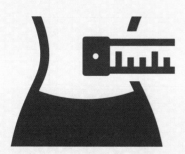

只要走得比平常稍微快一點，就能增加消耗的熱量，有效提升減重的效率。

④ 降低失智的風險

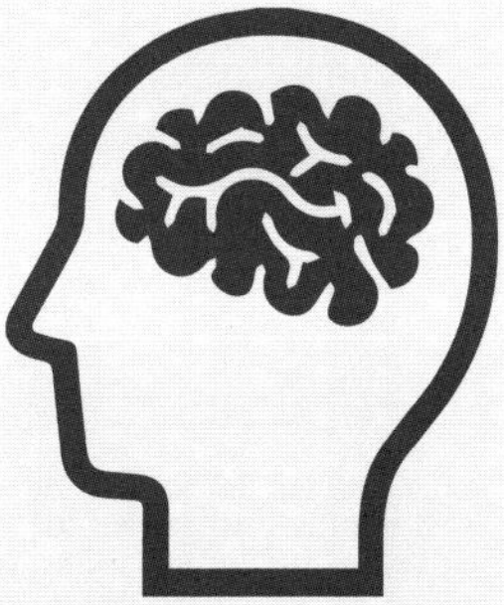

腦的血流也會隨著心跳次數增加而獲得改善，進而使腦部機能得到活化，連帶降低失智症發病的風險。

晚餐後的輕度運動也能發揮威力

飯後30分鐘至1小時可從事輕度運動

前頁已經為各位介紹最容易進行的運動之一——快走與其效果，不過，並不是只要每天都有走路就夠了。以運動而言，其實**1天之中存在著「黃金時段」，也就是最適合活動身體的時段。換言之，只要選在對的時間運動，可以得到額外的效果。**

所謂的「黃金時段」，大約是飯後30分鐘至1小時的半小時。關鍵在於「晚餐後」。只要在這段時間做一些輕度運動，就能消耗晚餐時攝取的醣類，有效抑制血糖急速上升。不僅如此，在就寢之前稍微活動身體，除了達到舒壓的目的，據說也能藉由運動後的適度疲勞感與體溫上升，使睡眠的品質得到提升。

以成年男性而言，包括通勤等日常移動在內，1天的平均步數大約為7000步，距離理想步數約有2～3000步的差距。**如果在晚餐之後，利用輕度的有氧運動，以快走將一天的運動量補足，如此一來，也能藉由防止因壓力積累造成的免疫力下降，可說是一舉兩得。**所以，請各位務必好好把握飯後的30分鐘，確保身體獲得最大的健康效益。

藉由飯後的有氧運動促進健康

① 提升睡眠品質

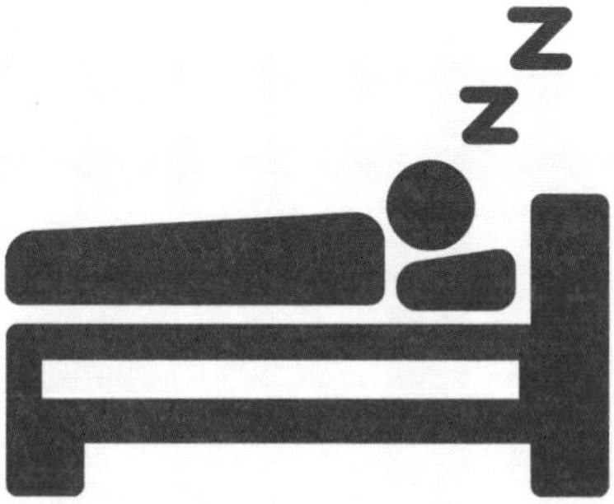

體溫一上升，免疫力也跟著提升。

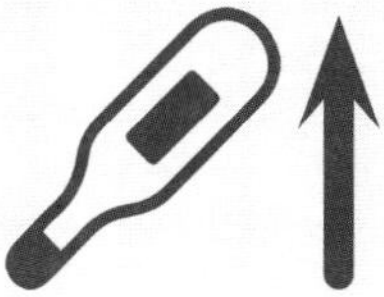

② 抑制血糖上升

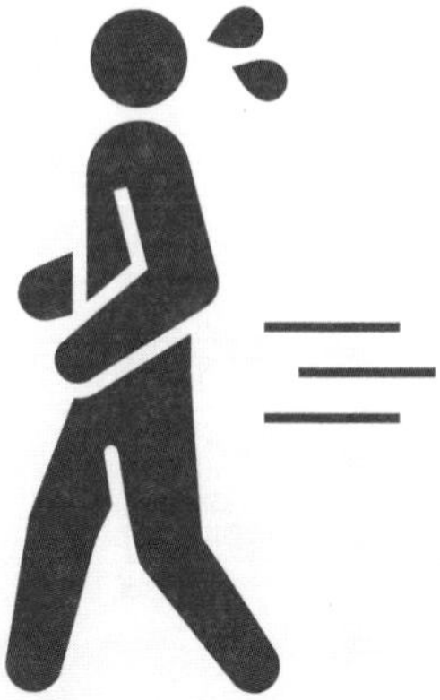

把醣類轉變為能量。

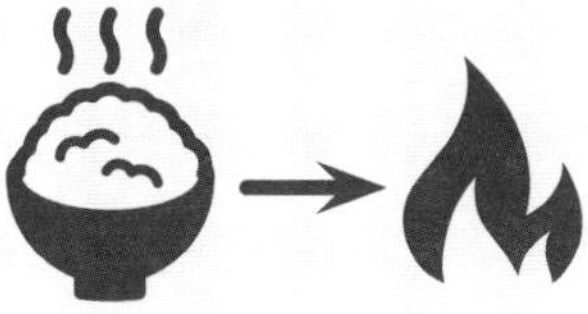

③ 調整失調的自律神經

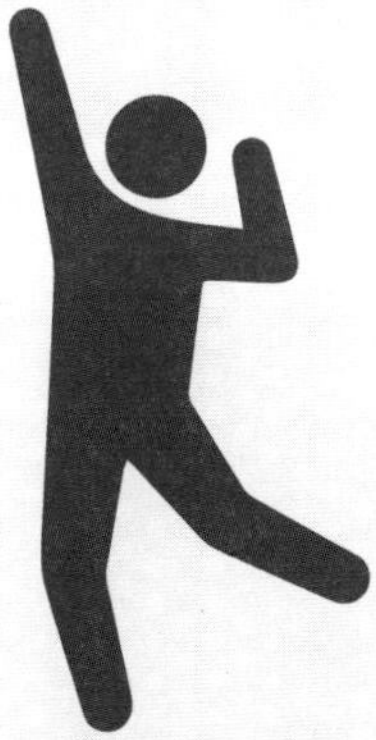

藉由活動身體以舒壓，
達到調整自律神經的效果。

原地踏步運動也OK

抽不出時間運動的時候，不妨邊做家事邊踏步。只要飯後踏步約20分鐘，消耗的熱量等同於快走。

來鍛鍊「小腿」吧

「小腿」是第2個心臟

本書第84頁已經為各位介紹只要稍微改變現有的做法，就能把每天例行的家事化為扎實的運動。不過，對於白天需要上班的人來說，要把工作時的動作化為運動，恐怕沒那麼容易。即使辦得到，老實說，能夠不在意同事眼光確實執行的人，應該寥寥無幾吧。

為了解決上述的顧慮，**本書要推薦的是讓各位不必在乎他人眼光、能夠在無形當中使「小腿」得到鍛鍊的運動。做法非常簡單，只要把日常的「走路」和「站立」，改成「踮腳尖走路」和「單腳站立」就可以了。**只要靠這兩個動作，各位就能夠在神不知鬼不覺的情況下，完成「小腿」的鍛鍊了。

擁有「第2顆心臟」美譽的小腿，在全身的肌肉當中顯得非常重要，因為相當於擔綱人體幫浦的工作，藉由肌肉的收縮將滯留於下半身的血液送回心臟。換句話說，**鍛鍊小腿可以促使容易變慢的下半身血液循環恢復正常，並藉由改善全身的血液循環，以達到提升免疫力的效果。**

請各位在爬樓梯時或搭捷運拉著吊環的時候，記得稍微踮起腳尖；從椅子上起身和穿襪子的時候，試著挑戰單腳站立。只要把握零碎的時間，小腿就能得到更多的鍛鍊。

小腿被稱為「第2顆心臟」的理由

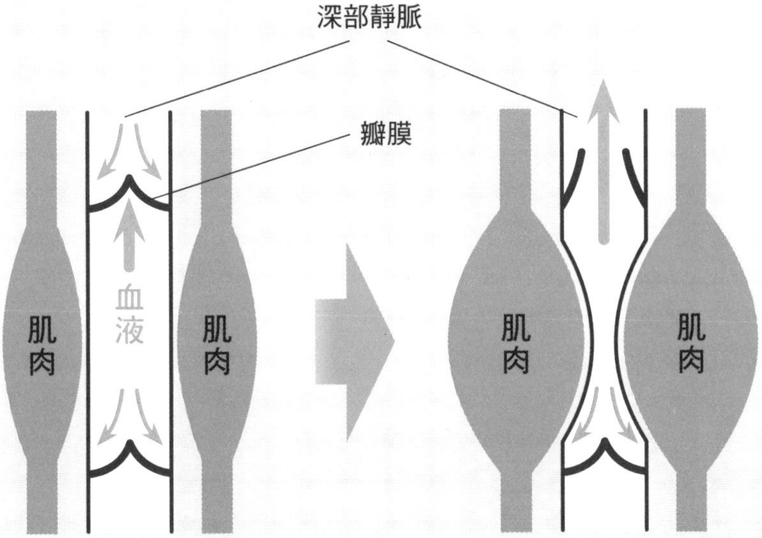

小腿的肌肉呈鬆弛的狀態

肌肉一鬆弛，送往心臟的血流就會變慢。血管內的瓣膜功能是防止逆流。

小腿肌肉收縮的狀態

肌肉收縮明顯膨脹時，血管會受到壓迫，造成血液一口氣往心臟擠壓。

利用每天例行的動作鍛鍊小腿

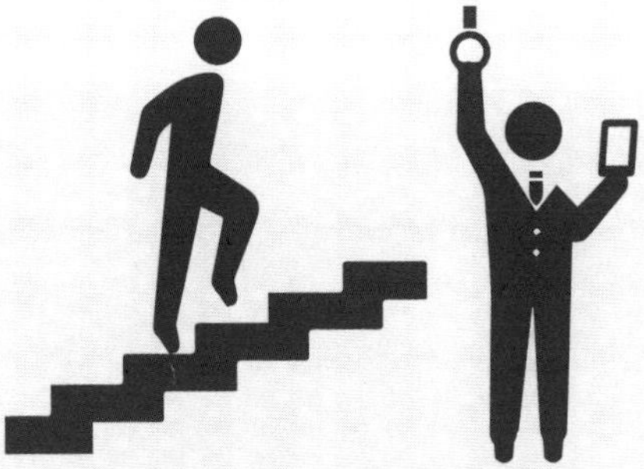

爬樓梯、通勤時踮腳尖。

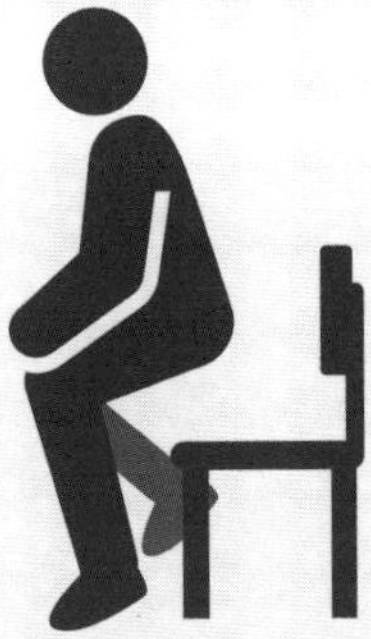

從椅子起身時單腳站。

第3章
透過生活習慣
和運動
提升免疫力

天氣再熱也絕對要「泡澡」

讓身心煥然一新的最佳妙招是泡澡

自古以來，日本人便號稱是「全世界最喜歡泡澡的民族」。有關各國泡澡頻率的調查顯示，回答「每天都會泡澡」的日本人大約有5成。即使在盛夏，仍有3成日本人會每天泡澡，相較於日本，歐美的比例僅有1成。換言之，絕大多數的歐美人都沒有泡澡的習慣，只有沖澡就結束了。或許在他們眼中，日本人的確稱得上是「全世界最喜歡泡澡的民族」。

說到泡澡的效果，相信各位都能列舉出幾項，像是消除疲勞和改善血液循環，還有讓身體從內部發熱，另外，也可以期待藉由大量流汗以達到排毒和提升免疫力的效果。不過，如果使用不當的方式泡澡，上述的效果就要大打折扣了。**為了將泡澡的效益發揮到極致，請各位記得「水溫約40℃、時間約10分鐘」的原則。讓全身澈底溫熱之後，不但能放鬆僵硬的肌肉，透過適度的水壓刺激與微血管的擴張，也能改善遲緩的血液循環。**

尤其要特別注意的是當夏季來臨。因為夏季的室內與室外溫差極大，更容易囤積疲勞；此外，因中暑和失眠，造成人體狀況百出的情況也會增加。但在這樣的季節，更有必要維持泡澡的習慣，除了可以讓身心煥然一新，也有助健康的維持。

透過每天泡澡增進健康與提升免疫力

以40℃浸泡10分鐘

體溫約可提升1℃，免疫力也得到提升！

泡澡還有這些效果喔

靜水壓效果

全身承受適當的水壓，使血管受到壓迫，讓血液和淋巴液的循環得到暫時的改善。

浮力效果

浮力會使身體變輕，降低肌肉承受的負擔。因此，身體的沉重感和倦怠感都會減輕，讓身心都得到舒緩。

溫熱效果

血管擴張，血流量增加，除了讓身體從內部暖和起來，也能發揮消除疲勞的效果。另外，40℃左右的熱水浴能刺激交感神經，發揮活化身心的作用；水溫只比體溫略高的微溫浴，能刺激副交感神經，發揮安神的效果。

使用碳酸入浴劑
促進血液循環

提高泡澡效果的小撇步

前頁已為各位介紹了如何提升泡澡效果的方法，只要再掌握幾個小竅門，就能進一步提高泡澡的效果，使免疫力獲得更明顯的提升。

做法最簡單、效果最好的是使用日本人泡澡時不可或缺的法寶「入浴劑」。**和單純只用熱水泡澡相比，添加入浴劑的溫浴效果更好，即使從澡盆起身，身體也能繼續保持溫熱一段時間，而且泡澡水也不容易變涼。**另外，入浴劑還能提供視覺與嗅覺的享受；只要改變種類，除了穩定心情，也能增添泡澡時光的樂趣。

如果願意購買價格稍貴的碳酸入浴劑，溫浴的效果會更好。此類入浴劑的特色是二氧化碳進入血液之後，會使血管擴張，增加血流量。因泡澡而加溫的血液在全身循環，會逐漸讓全身每一處都變得溫暖。覺得特別累的時候，建議各位不妨使用「碳酸型」和「添加溫泉浴成分」的入浴劑。

如果手邊的入浴劑剛好用完，或者不喜歡入浴劑的色素和香味，**可以改用其他方法加強泡澡的效果。方法是先泡熱水2～3分鐘，再用冷水淋浴幾秒鐘。接著反覆這套動作4～5次。和使用入浴劑一樣，以冷熱水交替的方式泡澡，也可以促進全身的血液循環，讓身體的每一處都暖和起來。**

碳酸入浴劑可提高泡澡效果

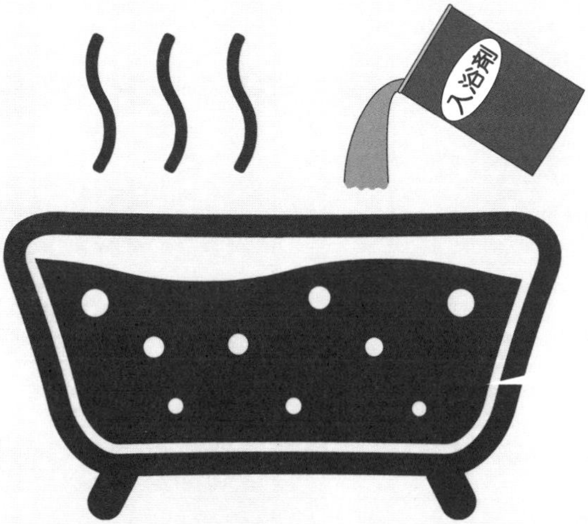
入浴劑

使用碳酸入浴劑，可以促進血液循環，使體溫上升。免疫力也會跟著提升。建議使用添加了辣椒等「生藥」（天然藥物）的種類，溫浴的效果更好。

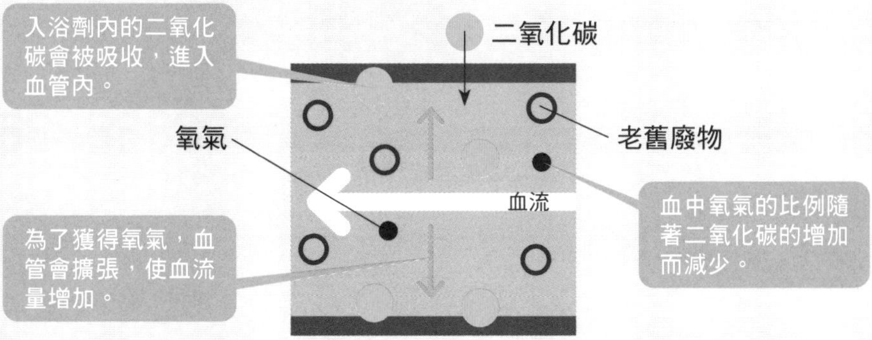
入浴劑內的二氧化碳會被吸收，進入血管內。
二氧化碳
氧氣
老舊廢物
血流
血中氧氣的比例隨著二氧化碳的增加而減少。
為了獲得氧氣，血管會擴張，使血流量增加。

如果家裡沒有碳酸入浴劑呢？

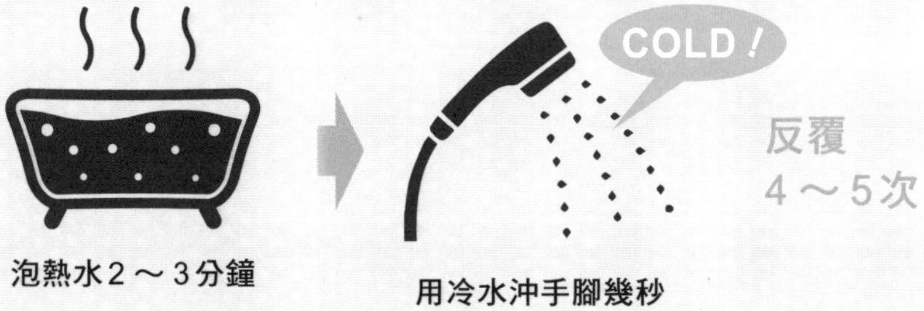
COLD！
泡熱水2～3分鐘
用冷水沖手腳幾秒
反覆
4～5次

用熱水泡澡，泡太久反而適得其反

用很熱的水泡澡只會愈泡愈累!?

有些男性和年長的朋友對「水溫偏燙的熱水澡」情有獨鍾。有時候我會聽人說：「泡澡的水要愈燙愈好，泡熱水澡可以預防感冒。」但真是如此嗎？

就醫學的觀點而言，以42℃以上的熱水泡澡超過5分鐘的話，對身體反而有害。理由是勉強自己用很燙的水泡澡，會使交感神經變得活躍，進入身心緊張、亢奮的「戰鬥模式」。

當身體一接觸溫度很高的熱水，全身的肌肉會因用力而變得緊繃，血壓也急速上升。不僅如此，脈搏數也會增加，全身突然大量冒汗。接下來，血管收縮，造成血液循環不佳；體內的水分化為汗水排出，使血液的濃度提高。這麼一來，原本是為了舒緩身心而泡澡，卻反倒累積了更多的疲勞。想當然爾，以這種方式泡澡無法得到預期的效果，而且有礙健康。

前頁已經為各位介紹如何提高溫水泡澡的效果，其實能夠溫熱身體，消除冰冷和疲勞的入浴方式還有很多。**如果沒有足夠的時間悠閒泡澡，不妨改用較燙的熱水短短沖澡幾分鐘，或者坐在椅子上泡腳。**放假有時間的話，建議各位可以用溫水進行半身浴，徹底消除1週所累積的疲勞。

4種效果優異的入浴方法

① 用溫度稍高的熱水沖澡3分鐘

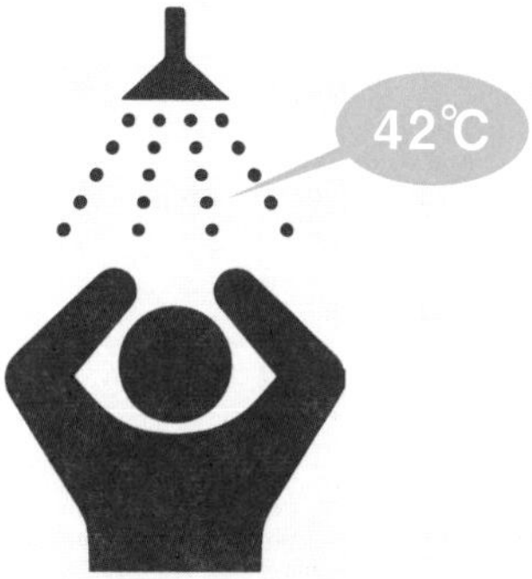

以42℃左右的熱水沖澡約3分鐘，不但可強化免疫力，也可發揮延緩乳酸產生的效果。

② 以40℃左右的熱水泡澡約10分鐘

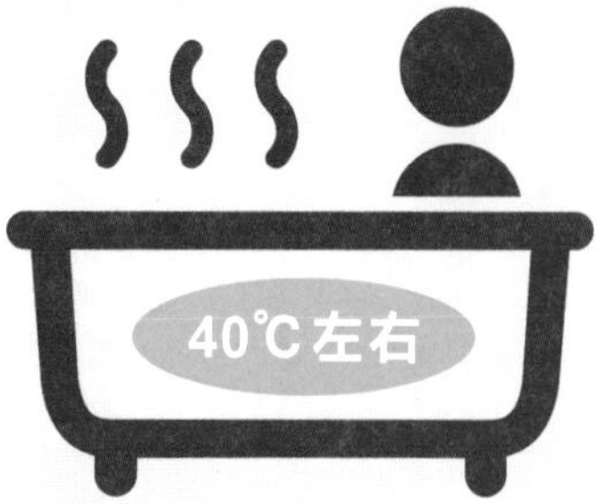

以40℃左右的熱水泡澡約10分鐘是最理想的方式。它可以讓全身的血管擴張，連手指和腳尖都變得溫暖。

③ 用溫水進行半身浴

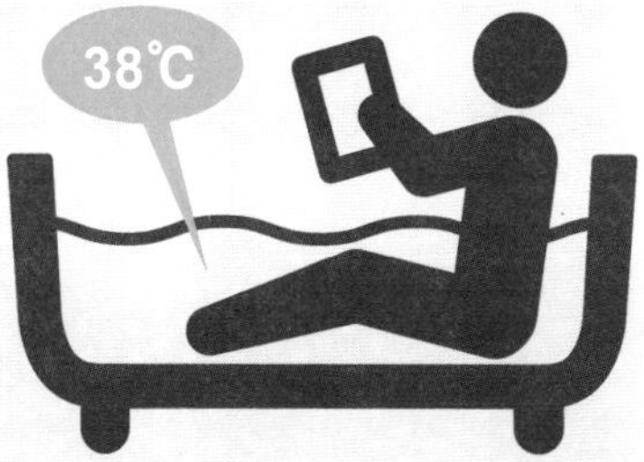

以36～38℃的溫水悠哉地進行半身浴也不錯。副交感神經會變得活躍，達到舒緩身心的效果。

④ 以泡腳促進全身的血液循環

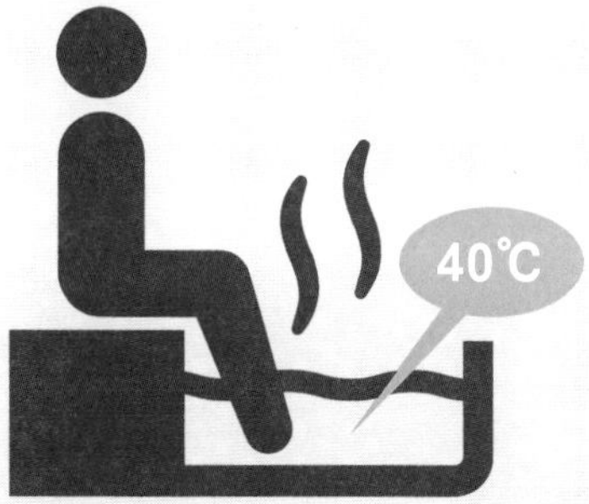

多花點時間，以40℃左右的水溫泡腳，能夠溫熱全身。是無法全身泡澡時的最佳代替方案。

第3章

透過生活習慣
和運動
提升免疫力

利用讓生長激素大量分泌的睡眠法，強化免疫力！

優質的睡眠有助免疫力提升

「早睡早起身體好」的道理人人都懂，為了維持身體健康，保持規律的作息與充足的睡眠是必備條件。或許有人會說「一天只要睡4～5個小時就夠了」，但為了澈底消除一天的疲勞，避免將今日的疲憊感帶到明天，請各位確實睡滿7個小時。

睡滿7個小時很重要的另一個理由是，人在睡眠時會分泌各種荷爾蒙。其中又以「生長激素」身負重任；它不僅在成長期促進骨骼與肌肉的發達，也負責強化免疫機能，修復受損細胞，使身心在睡眠期間得到修復。

生長激素分泌得最旺盛的時段，是在進入熟睡的「非快速動眼期」。在整個睡眠時間，「非快速動眼期」和處於淺層睡眠的「快速動眼期」以一定的週期交替循環出現；這樣的機制除了確保充足的睡眠時間，對改善睡眠的品質以提升免疫力也有其必要。睡前使用手機等3C產品、過於強烈的照明等，都是降低睡眠品質的元凶，所以請在就寢前約1個小時，儘量降低上述的干擾因素，讓自己以完全放鬆的心情進入夢鄉吧。

優質睡眠是促進生長激素分泌的必備條件

生長激素
在睡眠期間分泌

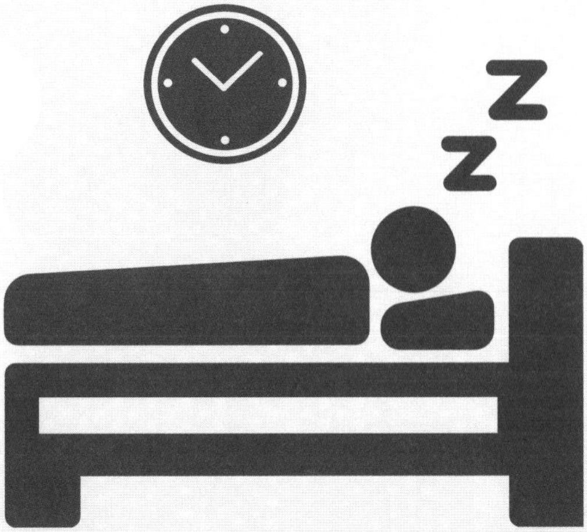

- **促進骨骼和肌肉的成長**
- **修復受損的細胞**
- **強化免疫機能**

有關睡眠的3種荷爾蒙

生長激素	在成長期促進骨骼與肌肉的發達。即使成年後，依然幫助受損組織的修復與免疫機能的強化、消除疲勞等工作。
褪黑激素	促進生長激素的分泌。具備優異的抗氧化作用，可發揮防止老化的效果。
皮質醇	由腎上腺皮脂分泌的荷爾蒙。具備抗壓作用，可促進代謝活動的進行，讓免疫機能得到活化。

睡眠的「品質」重於「時間」

確保充足的睡眠時間固然重要，但為了促進生長激素分泌，「睡眠品質」也就是睡眠的深淺也很重要。就寢前請排除妨礙睡眠的因素，包括使用３Ｃ產品、強烈的照明等。請各位準備舒適的寢具，安心入眠吧。

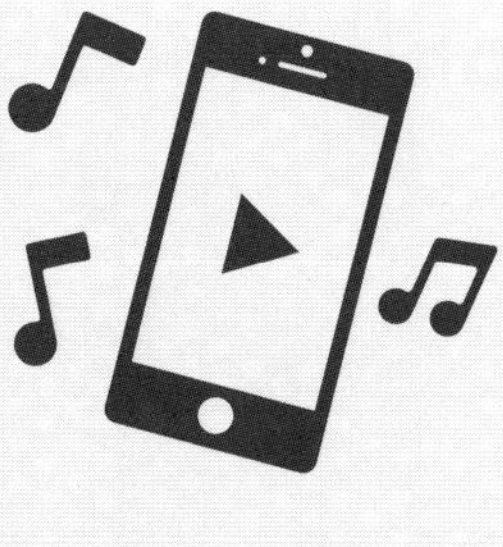

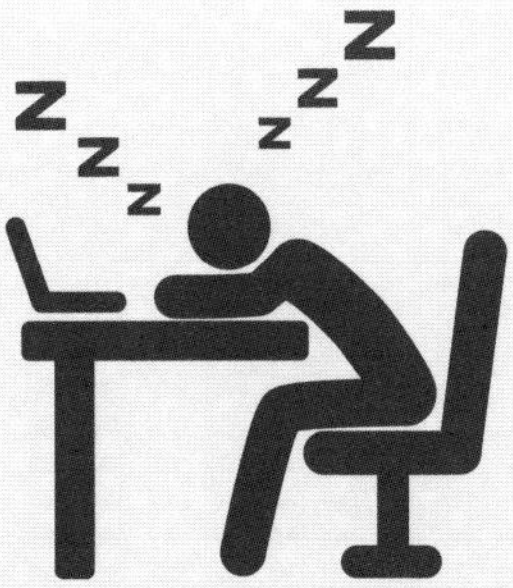

第3章

透過生活習慣
和運動
提升免疫力

睡眠時間太短就不容易長壽!?

為了使免疫機能得到強化，睡眠千萬不可少

近年來，日本人的平均睡眠時間變得愈來愈短，1天睡不到6小時的人居然占了4成，這個數字是全世界倒數第一。可以想見的原因，據說主要是受到網路普及帶來的娛樂多樣化、勞動環境和男女在社會上扮演的角色出現變化等因素影響。成人是社會的中流砥柱，而其中約有半數族群有慢性睡眠不足的問題，這絕對是不可掉以輕心的情況。如果繼續這樣下去，日本的前途將令人堪慮。

人的腦部在整個睡眠期間，以一定的週期交替循環屬於半覺醒狀態的「快速動眼期睡眠」與進入完全休眠的「非快速動眼期睡眠」。如同前頁所述，**負責修復身體的「生長激素」和藉由抗氧化作用以預防老化的「褪黑激素」，都是在「非快速動眼期」分泌得特別旺盛，換言之，如果睡眠時間過短，上述兩種激素的分泌量就會減少**。總而言之，慢性的睡眠不足會使身體的氧化（即老化）加速進行，對免疫力造成打擊。如果長期置之不理，說不定壽命會因此縮短。

一般而言，睡眠以1個半小時～2個小時為一個循環週期，所以就算要壓縮睡眠時間，也絕對不能少於4個半小時，如果做得到，建議一天的睡眠時間要超過7個小時。

睡眠也有週期的循環

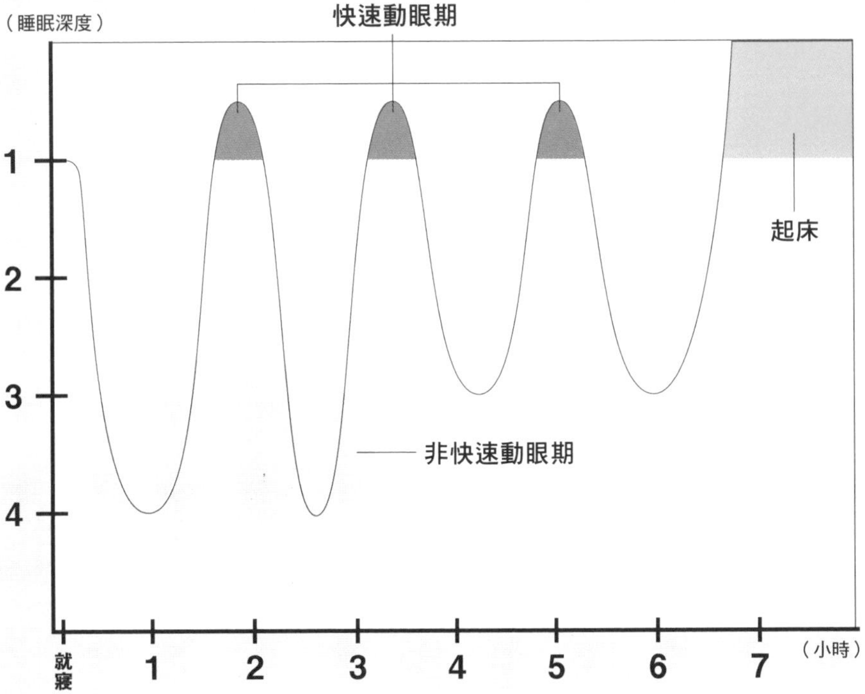

如果想維持健康長壽，每天要睡滿7個小時！

為了促進生長激素分泌的所需睡眠至少是4個半小時。如果想徹底消除疲勞、提高免疫力，建議每天要睡滿7個小時。

睡前適合做和不適合做的事

嚴禁睡前喝酒和滑手機！

各位是不是也有自己專屬的睡前儀式呢？每個人的習慣不同，有人習慣在睡前稍微拉筋，或者聽點抒情音樂讓心情平靜下來等。其中有些假借「喝酒可以幫助入睡」的名義，喜歡在睡前喝點酒，但如果黃湯下肚真的能一覺到天亮也就罷了，事實上，**喝酒的效果有可能出乎預期，成為破壞睡眠品質的元凶**。

上述提到的「睡前酒」，正是不良的睡前儀式之一。攝取酒精會使腦部處於覺醒狀態，即使睡著了也一直處於淺眠狀態，無法進入深層睡眠（即非快速動眼睡眠）。另外，**為了分解進入體內的酒精，肝臟必須不間斷地全力運作，就算本人睡著了也一樣，自己的頭腦和身體仍然繼續活動著。不用說，這樣的睡眠品質談不上理想。**

不少人習以為常的「滑手機」和「花很久的時間泡澡」，以睡前儀式而言也是NG的。因為這兩種行為都會使交感神經的作用變得活躍，降低睡眠品質。

很難入睡、總是輾轉反側的人，不妨試試喝杯溫熱的花草茶。最常見的洋甘菊和薰衣草不但購買方便，也有安眠和鎮靜的效果，值得推薦。

睡前適合做和不適合做的事

OK! 睡前就這麼做吧！

喝花草茶

可發揮放鬆的效果，使副交感神經變得活躍，有助提升睡眠品質。

整理寢具、保持臥室通風

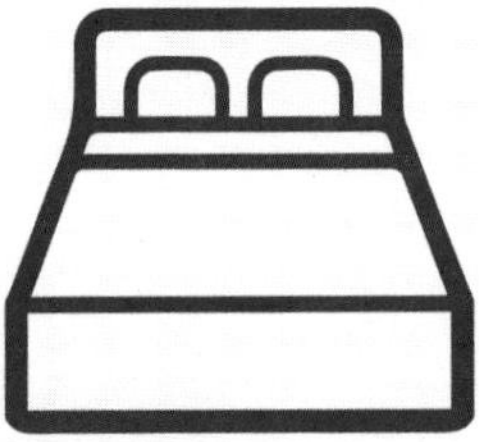

先把床鋪好，保持臥室通風，可以減少室內的塵埃，讓睡眠時的呼吸變得順暢。

打開空調

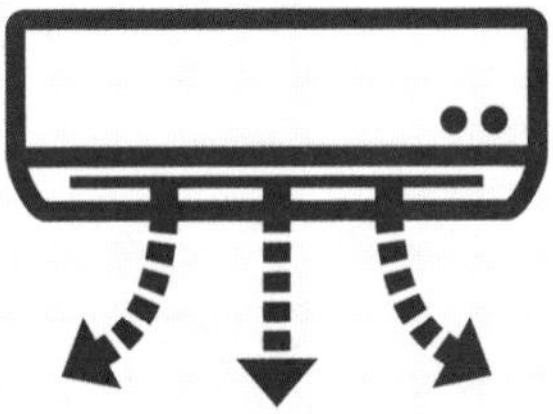

在盛夏或嚴冬等季節，讓室內保持一定的溫度，可達到安眠的效果。

NG! 睡前不建議做的行為

喝酒

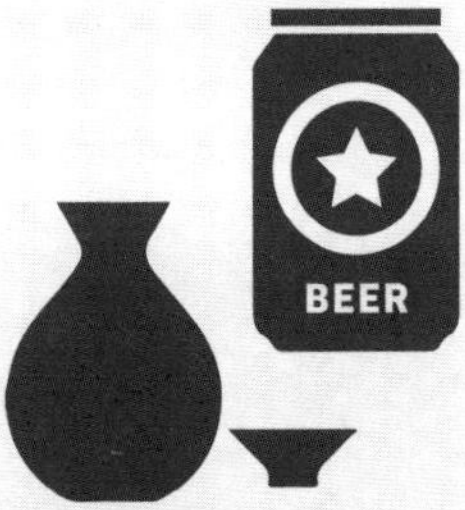

睡前喝酒會使睡眠變淺，不但容易從睡夢中醒來，睡眠的品質也下滑了。

滑手機

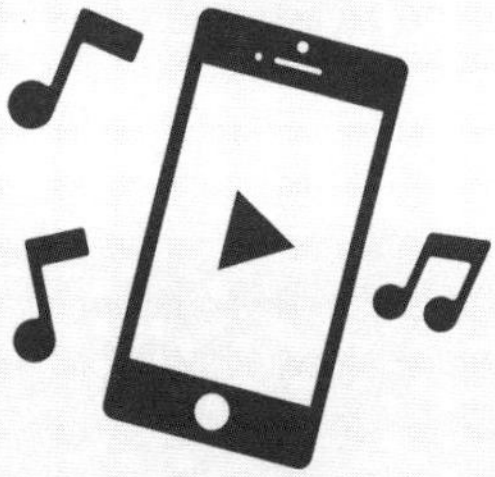

手機的藍光會刺激交感神經，抑制褪黑激素的分泌。

花很長的時間泡澡

花太多時間泡熱水澡會使交感神經變得活躍，讓人難以入眠。

光是看電影「看到哭」，免疫力也會提升

大哭一場是心靈最好的排毒劑

不知道各位曉不曉得，「淚活」最近在日本女性之間成為一種很盛行的活動？所謂的「淚活」和「就活」（就業活動）、「婚活」（結婚活動）一樣都是簡稱，**意思是藉由主動製造流淚的機會，一掃心中的不快，達到舒壓目的的活動。**踏入社會以後，身不由己，或是必須隱藏內心真正想法的情況很多，所以容易累積壓力。**為了讓這些壓力找到合適的宣洩出口，讓自己觀賞影視或文學作品獲得感動，再大哭一場抒發情緒，達到心靈排毒的效果。**

事實上，因為情緒激動所流下的「情動」

眼淚，可發揮緩解緊張和亢奮情緒、使副交感神經變得活躍的作用，換言之，就是讓心情放鬆。不僅如此，**流淚之後，有「幸福荷爾蒙」之稱的β腦內啡的分泌量會增加，除了有效舒壓，也有提升免疫力的效果。**簡單來說，「淚活」就是充分利用身心兩方面的機制的抒壓法。

當各位覺得「最近心好累……」的時候，請先挑部催人熱淚的片子，再準備好面紙，讓自己的眼淚爆發吧！除了電影，同樣具備催淚效果的書籍和有聲書等似乎也很受到歡迎，請各位多加利用。

流淚之後心情會覺得暢快

β 腦內啡
（幸福荷爾蒙）
會增加。

哭泣使免疫力提高的機制

看了電影和連續劇大受感動而流淚。

↓

β 腦內啡（幸福荷爾蒙）會增加。

↓

減緩壓力，使免疫力提升。

第3章

透過生活習慣和運動提升免疫力

只要放聲大笑就能打造最強健的身體！

靠「笑容」來鍛鍊免疫力吧！

有人說愈是笑口常開的人，能夠永保健康長壽的機率愈高。這樣的說法並不是空穴來風。因為，實際上已有醫院針對高齡者和憂鬱症患者，採取「微笑療法」加以治療。其醫學根據和成效雖然尚停留在研究階段，但是**據說能夠做自己想做的事，並樂在其中，凡事保持積極樂觀，就能使身心得到活化，有助於健康的維持。**

另外，看到別人的笑臉，或者自己常面帶笑容，就會促使腦內分泌有「幸福荷爾蒙」之稱的多巴胺和β腦內啡。這些荷爾蒙能使人產生愉悅感，穩定心情並舒緩壓力。堪稱心靈的營養劑。承受高壓時，請各位別忘了以最燦爛的笑容度過難關。

除此之外，在笑容所產生的各種效果中，其中備受矚目的是強化免疫力。目前已經證實，**笑可以活化負責找出入侵體內的異物並加以攻擊的NK（自然殺手細胞）細胞，進而強化免疫機能。NK細胞的特徵是會針對某一部分的癌細胞進行有效的攻擊，因此對癌症的免疫療法而言是非常值得期待的新希望。**靠著大笑就能克服癌症的時代，說不定在不久的將來會成真呢！

大笑來活化身心！

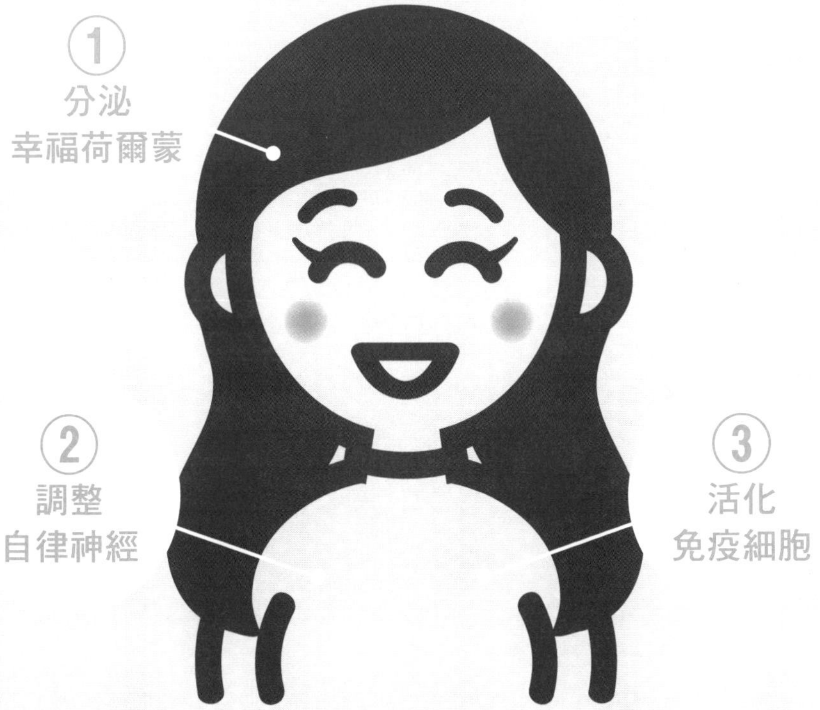

①分泌幸福荷爾蒙

笑可促使多巴胺和β腦內啡等腦內物質分泌，使人得到愉悅感，達到減壓的效果。

②調整自律神經

笑會使副交感神經變得活躍，讓自律神經找回平衡。

③活化免疫細胞

笑可以活化負責找出入侵體內的異常細胞和病毒並加以攻擊的ＮＫ（自然殺手細胞）細胞。抑制癌細胞的產生，使免疫力得到提升。

想變得健康嗎？唱卡拉ＯＫ就對了

快樂唱歌，讓身心都變得更健康

　之前已經為各位說明，哈哈大笑或盡情地大哭一場，對消除壓力的效果很好。同時也能鍛鍊免疫力，讓身心都變得更健康，可說是一舉兩得。不過，有些人可能另有考量。例如「自己做好像提不起勁……」「既然要做，就要做讓自己開心的事」。那麼，我想向這些人推薦的是唱卡拉ＯＫ。

　卡拉ＯＫ的好處是可以放開嗓子盡情歡唱；相信各位只要拿起麥克風，把自己的拿手歌曲唱過一輪，壓力也減輕大半了。最近一個人就能開唱的「單人Ｋ歌房」也愈來愈流行了，所以，原本不好意思在別人面前唱歌的人，現在也可以放心地大展歌喉了。

　事實上，卡拉ＯＫ所帶來的健康效果已經獲得科學上的證明。我們平常大多使用胸腔會激烈起伏的「胸式呼吸」，但**唱歌的時候，容易轉為讓腹部膨脹的「腹式呼吸」。從「胸式呼吸」改成「腹式呼吸」的好處是讓聚集了許多自律神經的橫膈膜活動幅度大增，且提升副交感神經的作用，使免疫機能連帶獲得提升，情緒也變得平穩。**

　唱歌的同時，如果再加上手勢和舞蹈動作，不但自己唱得更來勁，也順便讓身體適度運動，可說一舉數得。

卡拉OK有益健康的4大理由

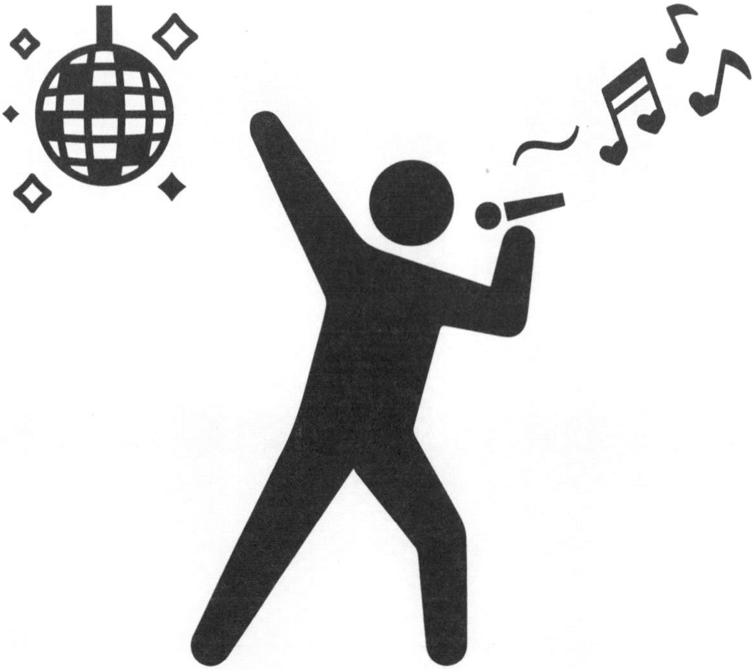

① 高聲歡唱 有助情緒抒發

高聲歡唱會讓你感覺精神煥發，但如果你能改用腹部發出聲音，橫膈膜活動幅度大增，副交感神經受到刺激，效果會更好。

② 唱歌會增加 唾液的分泌量

唱歌會使唾液的分泌量增加，這可以增強免疫力，同時透過去除活性氧來幫助防止衰老。

③ 藉由表情肌的活動 擊退壓力荷爾蒙

當我們唱歌頻繁使用到表情肌時，以往快樂的回憶會甦醒，使皮質醇（壓力荷爾蒙）減少。

④ 加上手勢和動作，讓全身適度運動

張大嘴唱歌會運用到全臉的肌肉，如果再加上手勢和動作，除了享受歌唱樂趣，也順便讓全身適度的運動。

藉由會話提升免疫力！
說「謝謝」的效果比「對不起」好

坦率地道歉雖然是好事……

不論是在戲劇還是現實生活，我們常常會看到有人對著客戶或上司不斷低頭道歉，一再重覆「對不起、對不起」的場面。當人犯下無可挽回的失誤或造成他人莫大的損害時，我們的確應該誠心誠意地向對方道歉，但如果沒有造成實質的損失，或者還不到無法挽回的餘地，是否除了向對方道歉，我們還可以向對方道謝，以一句「謝謝」向他表達自己的感謝。讓我們共同勉勵，養成積極的處事態度吧。

原因在於，一般而言，人向別人賠罪時，都會感受到強大的壓力。因為只要「對不起」這3個字一出口，心裡就會產生罪惡感和負擔。換句話說，平常很習慣因為一點小事就道歉連連，不停說「對不起」的人，其實每說一次，心裡累積的壓力也多了一些。

另一方面，因為感謝自己受到幫助，向對方開口說「謝謝」的時候，腦內會分泌出有幸福荷爾蒙之稱的「β腦內啡」。它會帶來強烈的愉悅感，具備紓解壓力的效果，連原本凝重的氣氛也能為之一變。一句「謝謝」能使緊張的表情緩和下來，**只要我們保持笑臉繼續對話，就能藉由笑容的力量提高免疫力（參照第112頁）。**

減緩壓力的「感謝」的話語

只有道歉會累積壓力

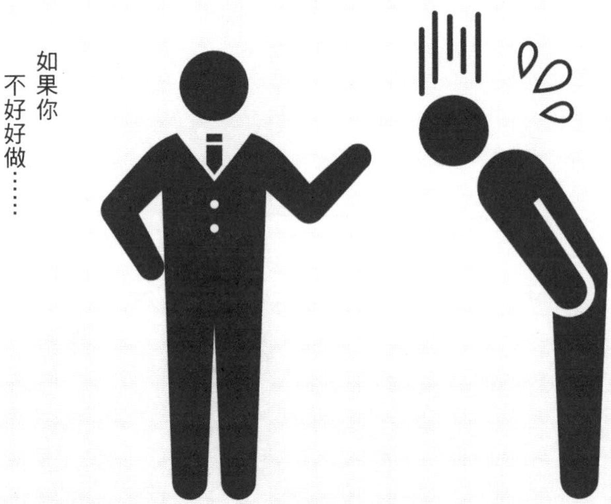
如果你不好好做……
對不起
對不起
對不起

習慣動不動就脫口說「對不起」的人，每說一次，腦部都會覺得有壓力。

靠著感謝的話語，帶給腦部幸福

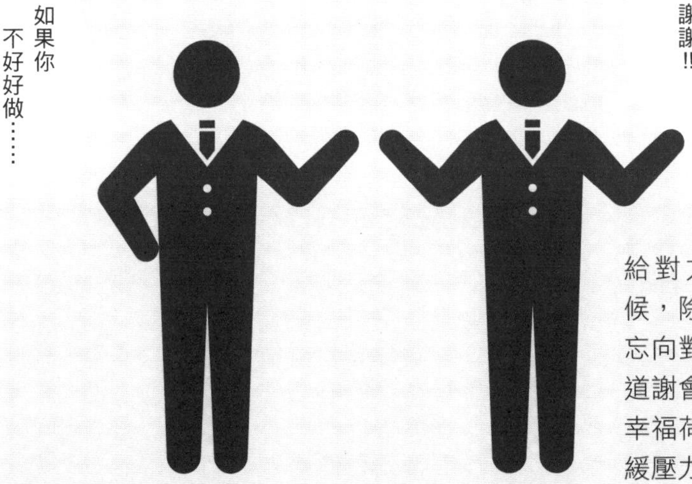
如果你不好好做……
謝謝!!
您說的沒錯！

給對方添麻煩的時候，除了道歉，也不忘向對方表示感謝。道謝會促使腦內分泌幸福荷爾蒙，達到減緩壓力的效果。

第3章

透過生活習慣
和運動
提升免疫力

曬日光浴
對健康非常重要

由每天早上的日光浴揭開一天的序幕

我想有很多人一整天的活動時間有大半都在自家或辦公室度過，所以幾乎沒有外出曬太陽的機會吧。尤其是隨著工作型態的多元化，「在家工作」的遠端工作模式也逐漸成為主流。採取這種型態工作的人，因為不必每天通勤，外出的機會無疑更少了。

雖然還有很多人不知道，**其實太陽的光有提高免疫力的效果。具體而言，曬太陽可以促進維生素D在體內合成，有助免疫力的提升。**維生素D的合成量會隨著年齡增長而遞減，所以如果在日常生活中很少曬太陽，很容易缺乏維生素D。建議各位每天以15分鐘為單位，外出散步或買東西，養成曬太陽的習慣。

早起也不以為苦的人，建議早上起床後，第一件事就是沐浴在晨光下。早晨的陽光能幫助我們調整失序的生活作息，據說也有重新設定生理時鐘的效果。**此外，曬太陽也有益於促進生長激素分泌的褪黑激素增加，因此連帶提升睡眠品質，有強化免疫力的效果。**沐浴在晨光的同時，如果也順便稍微活動筋骨，想必就能神清氣爽地面對接下來的一整天。

1天15分鐘的日光浴能替睡眠的品質加分

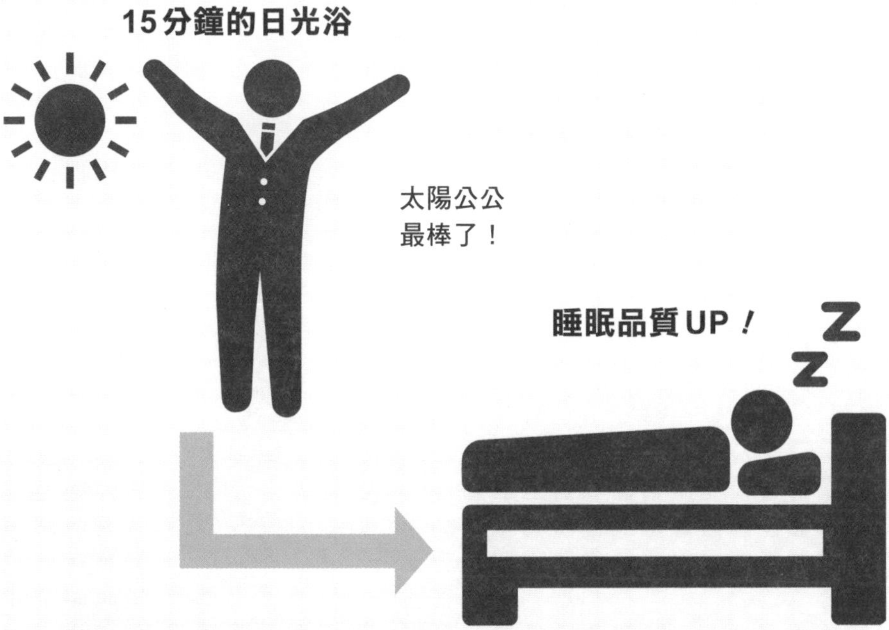

早上曬太陽15分鐘，就可以達到調整生理時鐘、重拾規律作息的效果。另外，適度的日光浴有助促進生長激素分泌的褪黑激素增加，發揮使睡眠品質提升（＝提高免疫力）的效果。

邊看著朝陽邊做體操
選擇日照充足的路通勤
休息時順便做日光浴

為了提升免疫力，一定要遠離香菸

香菸是免疫機能最大的敵人

距今已久的昭和時代，超過8成的男性都有抽菸的習慣，所以吞雲吐霧是隨處可見的光景。但是，隨著時代變遷，受到菸稅不斷調整與健康意識抬頭等因素影響，男性抽菸的比例降到低於3成，反倒是女性抽菸的比例遠超過1成。從歐美的影視作品仍忌諱抽菸的畫面和情節這點看來，我們不難想像抽菸的形象有多麼負面了。

香菸的煙含有200種以上對人體有害的成分。**其中為主要成分的尼古丁和焦油，已經被證實為會提高罹癌風險的物質，而且根據最近的研究，也發現兩者具備讓免疫力下降的作用。**

香菸的煙一旦進入體內，就會溶於唾液和血液之中，危害體內的各種器官和血管，慢慢地使身體機能減退。此外，**支撐免疫力的淋巴球和維生素C也會受到影響，數量大為減少。由此可見，香菸對人體的免疫機能而言，是最強大也最棘手的敵人。**

香菸不僅是縮短抽菸本人的壽命，連身邊珍愛的人其生命也會受到威脅。養成抽菸的習慣，難道不是花錢又傷身嗎？如果希望自己和家人都能夠健康長壽，還是儘早下定決心戒菸吧。

必須立刻禁菸的理由

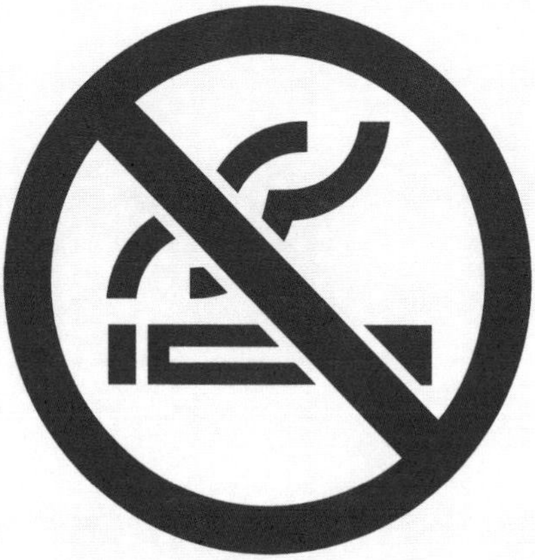

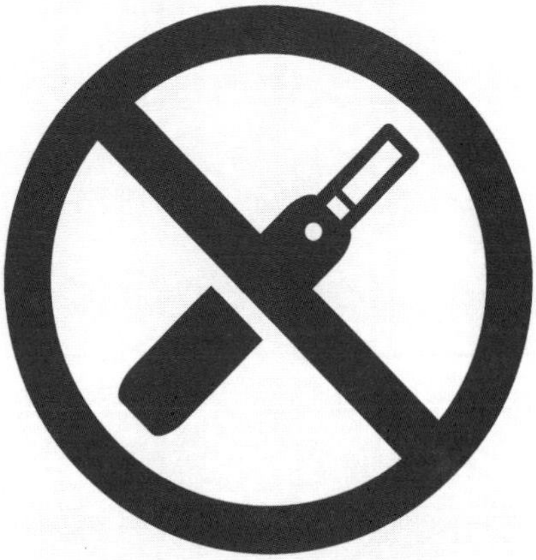

香菸的煙含有的全是有害物質

香菸包含200多種以上有害物質。據說光是有致癌性的物質就超過50種。

心肌梗塞、狹心症發作的機率提高3倍

抽菸者因心肌梗塞和狹心症發作的死亡風險是非抽菸者的1.7倍。據說1天抽超過50支的人，機率更超出3倍。

連家人和朋友的健康也受損

即使本身不抽菸，但吸了二手菸的人，也可能難逃心肌梗塞和狹心症發作的機會，而且死亡率是一般人的1.3～2.7倍。

使維生素C大量被消耗

只要抽1根菸，就會流失一天所需維生素C（100mg）的一半。換言之，一天抽1包菸的人等於流失了1000mg維生素C。

男性的壽命會縮短8年，女性的壽命會縮短10年

不僅是肺部，香菸也是身體其他部位罹癌的原因。有數據顯示男性會縮短壽命8年，女性則折壽10年。

不論是電子菸還是紙菸都一樣

不用點火，煙霧和氣味都不明顯的電子菸也頗受歡迎，不過當中含有的有害物質和傳統香菸如出一轍。

重點回顧

只要在日常生活中的動作
多花點心思，
身心都可以更舒暢。

P.82～91

不需要重度運動！
只要每天持續做輕度運動，
免疫力就會提升。

P.92～97

不僅是消除疲勞
藉由每日的泡澡習慣，
以健康的方式消除壓力。

P.98～103

希望健康長壽的人，
每天至少要睡滿7個小時。

P.104～109

對任何事都採取積極的態度！
正面思考有助
免疫力的提升。

P.110～121

卷末附錄

免疫用語小辭典

巨噬細胞

白血球的一種，被分類為單核球的細胞。從骨髓製造的單核球會釋放到血液，移到組織再分化成巨噬細胞。巨噬細胞的直徑介於15～20微米，算是相當大型的細胞。特徵是其細胞內具備消化器官，只要發現異物一律吞噬。因為這個特性，使其得到「貪食細胞」的別名。它所吞噬的不僅限於入侵體內的異物，也包括老化的紅血球和其他老舊廢物。此外，巨噬細胞除了吞噬異物，也會把異物的入侵告知輔助T細胞。輔助T細胞接獲訊息後，才啟動後天性免疫。換言之，巨噬細胞相當於驅除異物的先遣部隊，在啟動後天性免疫上也扮演著溝通橋梁的角色，是一種非常重要的細胞。

樹突狀細胞

白血球的一種，被分類為單核球的細胞。和巨噬細胞一樣是從骨髓製造的單核球所分化而成。如「樹突狀」的名稱所示，其外型像樹枝一樣向外伸展，具有許多枝狀突起。一旦發現異物，也會將之吞噬，不過它的目的不像巨噬細胞是為了消滅異物，而是為了分析異物的資訊，其食慾不如巨噬細胞旺盛。它會將分析好的資訊傳送至輔助T細胞和B細胞。另外，樹突狀細胞不僅存在於血液內，也分布於淋巴結、淋巴組織、表皮等。它們負責在全身各處監視有無異物入侵，一旦發現就立刻吞噬，再將分析好的資訊傳送至輔助T細胞和B細胞。

T細胞

白血球的一種，是後天性免疫反應的主力細胞。在骨髓製造的細胞會進入名為胸腺的器官。在此接受訓練並成熟的細胞便成為T細胞。T細胞的名稱來自胸腺（Thymus）的開頭字母。T細胞可細分為好幾種各自身負不同任務的細胞，其中最具代表性的包括輔助T細胞、殺手T細胞、抑制T細胞。

輔助T細胞

在T細胞中扮演著發號司令的角色。一旦從巨噬細胞和樹突狀細胞接收到訊息，就會向殺手T細胞和B細胞發出攻擊異物的指令。同時也會促使巨噬細胞和嗜中性球等自然免疫大軍，使它們的捕食能力變得更加活躍。嚴格來説，輔助T細胞分為Th1和Th2兩種細胞；下令殺手T細胞攻擊異物的是Th1，而催促B細胞產生抗體的是Th2。兩者處於完全相反的關係，簡單來説，只要一方得到活化，另一方就受到抑制。正常情況是兩者互相牽制，使免疫系統得以維持平衡，但若出於某些原因而打破平衡狀態，就會出現負面影響。目前已經證實當Th2的活躍度高於Th1時，容易引發過敏症狀。

殺手T細胞

在T細胞中負責直接攻擊異物。只要從輔助T細胞（Th1）接收到指令，就會開始攻擊異物。殺手細胞的標的物並非病原菌，主要是受到病毒感染的自體細胞。它會讓這些細胞自殺，也就是將之引至細胞凋亡，達到破壞的目的。另外，它也會攻擊與破壞癌細胞。殺手細胞的標的物僅限於自體的細胞，和以病原菌為標的物的B細胞在職責上做出明顯區分。

抑制T細胞

在T細胞中負責踩下免疫反應的煞車。只要輔助T細胞（Th1）下指令後，殺手T細胞就持續進行攻擊，自體也會不斷受到傷害。因此，抑制T細胞的職責便是當異物已被清除，下達停止攻擊的指令。具體而言，它會使樹突狀細胞停止活動，藉此使輔助T細胞因接收不到有關異物的訊息而停止活動。同時，它也會讓B細胞停止生產抗體，身兼抑制抗原過剩、避免過敏症狀出現的職責。

B細胞

白血球之一，和T細胞同為後天性免疫反應的主力細胞。在骨髓製造、成熟後成為B細胞。名稱的由來是骨髓（Bone marrow）。接收輔助T細胞（Th2）的指示後得到活化，會製造抗體攻擊異物。它和負責攻擊受到感染的自體細胞的殺手T細胞剛好呈現對照，B細胞的目標是病毒和細菌。它在辨識並分析目標之後，會製造合適的抗體攻擊對方。此外，它還具備記憶機能，只要是曾經分析過的對象，其相關資訊會記憶儲存，等到下次遇到同樣的對象時，便能迅速做出反應，這就是所謂「有抗體」的狀態。

NK細胞

在白血球的淋巴球當中，不屬於T細胞也不屬於B細胞的細胞。一旦發現被病毒感染的細胞或癌細胞，便會單獨出動，將之消滅。命名為「NK」（Nature Killer）的原因來自其與生俱來的殺傷能力。它負責破壞每天都會產生的癌細胞，是一種非常重要的免疫細胞，但需要特別注意的是，其作用力會隨著年齡增長和壓力等逐漸衰退，因此導致癌細胞的增殖。

抗原

入侵身體的病毒和細菌、受感染的細胞、成為過敏元凶的花粉等，可以通稱為讓免疫細胞產生反應的「外敵」。不僅是病原體，從他人輸入自己體內的血液和移植自他人的器官等，也屬於會引起免疫反應的抗原。輸血時之所以要配合血型，也是因為對受捐者而言，其他血型的血液會被視為抗原。舉例而言，若把B型的血輸給A型的人，B型的血就會被A型的人視為抗原，因而產生免疫反應，陷入腎臟機能障礙等危險狀態。順帶一提，所謂的疫苗，就是將弱毒化的病原體的抗原，注射在人體。疫苗進入人體會產生抗體，可發揮降低感染疾病的風險；或者即使被感染了，也不易重症化的效果。

抗體

B細胞為了攻擊病原體所製造的物質。由Y字型的單體所構成，類似「拋體」（投擲道具，如彈弓等），作用是與病原體結合，使其無效化。與抗體結合的病原體容易被巨噬細胞和嗜中性球吞噬。一旦被捕食，就等於驅除病原體了。抗體針對每一種特定的病原體產生專一性反應。舉例而言，針對麻疹製造的抗體只會對麻疹產生反應，對流行性腮腺炎等其他疾病就無效。基因的組合依照對哪一種疾病是否有效而改變，據說其種類超過1兆。以不同的基因組合而成的抗體，在血液中不斷循環流動，當同樣的病原體再度入侵體內時，便能迅速做出反應。

HLA抗原

類似別在身上的「名牌」，目的是區分自體細胞與從外入侵的細胞。存在於所有細胞的表面。免疫系統只要看到HLA抗原，就不會攻擊自己的細胞，只針對從外入侵的細胞進行攻擊。廣義上稱為MHC抗原，僅限於人類的話，稱為HLA抗原。每個人的HLA抗體都不相同，擁有同樣HLA抗體的人，據說每幾萬人才有1例。順帶一提，此「區分自己與自己以外的機制」尚有模糊不清的灰色地帶。例如吃下肚後進入消化器官的食物，雖然是「自己以外之物」，但通常不會引發免疫反應，這種現象稱為「免疫耐受」。不過，正如有些食物會引起過敏症狀產生，至今尚未釐清明確的耐受範圍。

細胞激素

使用於細胞之間資訊互通有無時的物質。舉例而言，當巨噬細胞發現異物，要向輔助T細胞傳達此訊息時，它會分泌細胞激素。等到輔助T細胞感應到此細胞激素，它就會開始下達攻擊指令。輔助T細胞催促殺手T細胞開始攻擊，以及督促B細胞產生抗體，全都是透過細胞激素的分泌執行。參與每一項任務的細胞激素種類各有不同，而各細胞會各自辨識流動於血液中的各種細胞激素中與自身相關的細胞激素，並且藉由辨識啟動活動開關。另外，因為感染症等因素導致細胞激素分泌過剩時，若嚴重至細胞激素風暴的程度，則容易發炎，引發血栓形成，並引起心肌梗塞、腦梗塞、多重器官衰竭等。

細菌、病毒

相對於細菌是擁有細胞的生物，而病毒則是不具細胞構造，而且體積遠比細胞小的物質。對人體有害的細菌當中，最具代表性的包括大腸菌、結核菌，病毒的話則有新冠病毒、流感病毒等。病毒無法靠自己增殖，必須寄生在其他細胞，利用其機能增殖，被病毒入侵的細胞就是感染細胞。免疫細胞的種類繁多，各自的任務也不同，包括以細菌為攻擊目標、以病毒為目標、以被病毒感染的細胞為攻擊目標等。其中也有像巨噬細胞，不論細菌或病毒都照單全收的種類。

【參考文献】
『免疫力を上げて得する人になるコツ33』(監修 石原新菜・Gakken)／『医者が教える免疫力を上げる食事術』(監修 石原新菜ほか・宝島社)、『カラー図解　免疫学の基本がわかる事典』(著者 鈴木隆二・西東社)、『3日でわかる免疫』(監修 奥村康・ダイヤモンド社)
※除此之外，也參考了許多書籍和網站。

國家圖書館出版品預行編目（CIP）資料

趣味免疫學：如何養成提升免疫力的日常習慣，降低感染新冠肺炎與糖尿病、心臟病、高血壓的風險／石原新菜著；藍嘉楹譯. -- 初版. -- 臺中市：晨星出版有限公司，2021.11
面；　公分. --（知的！；186）

譯自：眠れなくなるほど面白い 図解 免疫力の話

ISBN 978-626-320-008-1（平裝）

1.免疫力 2.健康法

411.1　　110017151

知的！186

趣味免疫學
如何養成提升免疫力的日常習慣，降低感染新冠肺炎與糖尿病、心臟病、高血壓的風險
眠れなくなるほど面白い 図解 免疫力の話

填回函，送 Ecoupon

作者　石原新菜
內文設計　寒水久美子
內文圖版　寒水久美子／內田睦美
譯者　藍嘉楹
編輯　吳雨書
校對　吳雨書、曾盈慈
封面設計　陳語萱
美術設計　黃偵瑜

創辦人　陳銘民
發行所　晨星出版有限公司
407台中市西屯區工業30路1號1樓
TEL:（04）23595820　FAX:（04）23550581
E-mail:service@morningstar.com.tw
http://www.morningstar.com.tw
行政院新聞局局版台業字第2500號
法律顧問　陳思成律師
初版　西元2021年11月15日　初版1刷

讀者服務專線　TEL:（02）23672044／（04）23595819#230
讀者傳真專線　FAX:（02）23635741／（04）23595493
讀者專用信箱　service@morningstar.com.tw
網路書店　http://www.morningstar.com.tw
郵政劃撥　15060393（知己圖書股份有限公司）

印刷　上好印刷股份有限公司

定價350元

ISBN 978-626-320-008-1
"NEMURENAKUNARUHODO OMOSHIROI ZUKAI MENEKIRYOKU NO HANASHI"
supervised by Nina Ishihara

First published in Japan by NIHONBUNGEISHA Co., Ltd., Tokyo

This Traditional Chinese edition is published by arrangement with NIHONBUNGEISHA Co., Ltd., Tokyo in care of Tuttle-Mori Agency, Inc., Tokyo through Future View Technology Ltd., Taipei.